Narcisse Doune

Prognóstico da insuficiência cardíaca na África Subsariana

Narcisse Doune

Prognóstico da insuficiência cardíaca na África Subsariana

ScienciaScripts

Imprint
Any brand names and product names mentioned in this book are subject to trademark, brand or patent protection and are trademarks or registered trademarks of their respective holders. The use of brand names, product names, common names, trade names, product descriptions etc. even without a particular marking in this work is in no way to be construed to mean that such names may be regarded as unrestricted in respect of trademark and brand protection legislation and could thus be used by anyone.

Cover image: www.ingimage.com

This book is a translation from the original published under ISBN 978-620-6-72089-8.

Publisher:
Sciencia Scripts
is a trademark of
Dodo Books Indian Ocean Ltd. and OmniScriptum S.R.L publishing group

120 High Road, East Finchley, London, N2 9ED, United Kingdom
Str. Armeneasca 28/1, office 1, Chisinau MD-2012, Republic of Moldova, Europe
Printed at: see last page
ISBN: 978-620-8-35474-9

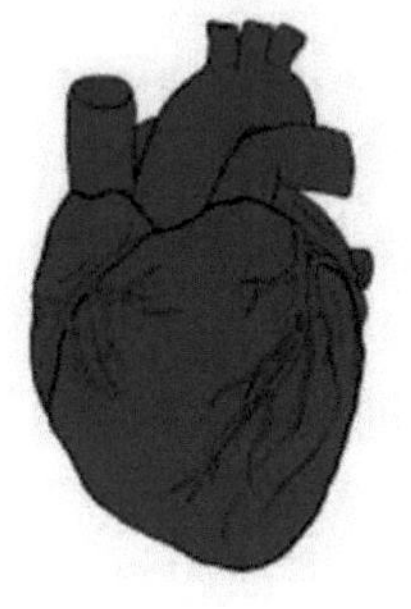

PROGNÓSTICO DA INSUFICIÊNCIA CARDÍACA NA ÁFRICA SUBSARIANA.

DR DOUNE NARCISSE

Cardiologista no CHU-RENAISSANCE

N'DJAMENA CHAD

DEDICACES

Ao Senhor meu Deus,

Senhor, tu és a minha luz. Se não fosse a vossa misericórdia e a vossa graça, eu não seria nada. Obrigado, Senhor, por tudo.

Ao meu pai BOZABE ZOUYANET Benjamin e à minha mãe KYEBLOUABE PATALLE Tabitha

Não há palavras para exprimir o que significas para mim. Estiveste sempre presente para me guiar, aconselhar e apoiar. Farei o meu melhor para estar à altura das vossas expectativas. Que Deus continue a abençoar-vos.

À minha mulher GARIA PATCHANNE, que sempre esteve ao meu lado nos momentos mais difíceis. Gostaria de expressar todo o meu afeto e gratidão.

Aos meus filhos : **EHKALBO DOUNE DAWI Wilfrid, DOUNE ADJOLBO Steeve e DOUNE AWONA Anaëlle**, sois uma dádiva do céu para mim. Que DEUS continue a abençoar-vos e a guiar-vos.

Aos meus irmãos BEUNONE Davy e ANO Frédéric, a nossa fraternidade é um laço sagrado. Não se pouparam a esforços para contribuir para o meu sucesso. Esta obra é vossa.

Para a minha tia **TCHONFENE Catherine**, és a minha segunda mãe. Obrigada pelo teu apoio e pelas tuas orações.

AGRADECIMENTOS

O nosso Mestre, Professor **Patrice ZABSONRE**, coordenador do Diplôme d'Etudes Spécialisées (DES) em Cardiologia na Universidade Joseph Ki-Zerbo em Ouagadougou/Burkina Faso, e toda a sua equipa.

Índice

INTRODUÇÃO

Com a alteração dos estilos de vida, as doenças cardiovasculares estão a tornar-se cada vez mais preocupantes, sendo a insuficiência cardíaca o seu último resultado. A insuficiência cardíaca (IC) é uma patologia comum, com uma elevada taxa de morbilidade e mortalidade. Nos últimos anos, tem-se registado um aumento constante da sua prevalência a nível mundial. Duas razões principais explicam esta tendência: o envelhecimento da população e a crescente melhoria no tratamento das doenças cardiovasculares, cuja fase final é a insuficiência cardíaca [1]. A insuficiência cardíaca (IC) está associada a uma elevada mortalidade. A sobrevivência aos cinco anos é significativamente inferior à de certos cancros [2]. A avaliação dos factores de prognóstico permite otimizar a gestão e reduzir a morbilidade e mortalidade associadas à insuficiência cardíaca, particularmente em países com recursos limitados.

DECLARAÇÃO DO PROBLEMA

Nos países desenvolvidos, a prevalência da insuficiência cardíaca situa-se entre 1% e 2% na população em geral, aumentando para mais de 10% nos doentes com mais de 70 anos [3]. Apesar dos avanços no manejo terapêutico da insuficiência cardíaca, a re-hospitalização permanece freqüente. Estima-se que o risco de re-hospitalização seja de 20% aos 30 dias, 30% aos três meses e 40% ao ano, sendo que 70% deste risco pode ser evitado através de uma gestão baseada na estratificação de risco [4].

Na África subsariana, a insuficiência cardíaca é a principal causa de hospitalização nos serviços de cardiologia. A sua prevalência nos hospitais é de 28,6% em Lomé, no Togo, com uma taxa de mortalidade intra-hospitalar de 16,4% [5], 30% em Yaoundé, nos Camarões, com uma taxa de mortalidade intra-hospitalar de 9,03% [6], e 14,44% em N'Djamena, no Chade, com uma taxa de mortalidade intra-hospitalar de 18,3% [7].

No Burkina Faso, de acordo com estudos efectuados no serviço de cardiologia do Centre Hospitalier Universitaire Yalgado Ouedraogo (CHU-YO), a insuficiência cardíaca representa 42,9% das causas de hospitalização, com uma taxa de mortalidade hospitalar de 17,9% em 2014 [8] e uma taxa de readmissão elevada, com 36,8% dos doentes readmitidos no primeiro ano [9].

Apesar dos progressos consideráveis que nos permitiram dispor de um arsenal terapêutico sólido, a morbilidade e a mortalidade associadas à insuficiência cardíaca permanecem elevadas. Em França, ela é responsável por 200.000 hospitalizações e 22.000 mortes por ano [1].

A avaliação prognóstica é um passo crucial na gestão desta doença, especialmente no nosso ambiente de recursos limitados, de modo a orientar as decisões terapêuticas com base no risco individual. Assim, é essencial dispor de parâmetros clínicos, biológicos, electrocardiográficos e ecocardiográficos para a avaliação prognóstica.

A maior parte dos estudos sobre a insuficiência cardíaca no Burkina Faso e na sub-região centraram-se nos aspectos epidemiológicos, clínicos, terapêuticos e evolutivos. Assim, propusemo-nos estudar os factores de prognóstico desfavoráveis e estratificar o risco de mortalidade na insuficiência cardíaca sistólica no nosso contexto.

1. GERAL

1.1 Definição e classificação

1.1.1 Definição

De acordo com a Sociedade Europeia de Cardiologia (ESC) 2016, a insuficiência cardíaca (IC) é definida como uma síndrome clínica caracterizada por sintomas crónicos que podem ser acompanhados por sinais físicos causados por uma anormalidade cardíaca estrutural e/ou funcional, que resulta na diminuição do débito cardíaco e/ou aumento das pressões intracardíacas em repouso ou durante o esforço [3].

1.1.2 Classificação

A nova classificação da insuficiência cardíaca (Quadro I) baseia-se na fração de ejeção do ventrículo esquerdo (FEVE) [3] :

- ✓ IC com FEVE reduzida (FEVEr), definida como FEVE < 40%,
- ✓ IC com FEVE preservada (ICFEp), definida como FEVE ≥ 50%,
- ✓ e IC com FEVE intermédia (ICFEi), definida como FEVE entre 40% e 49%.

A insuficiência cardíaca sistólica inclui a ICC com FEVE reduzida e a ICC com FEVE intermédia.

Tabela I: Classificação da insuficiência cardíaca [1].

Tipo de IC		ICFEr	ICFEi	ICFEp
	1	**Sintomas ± sinais físicos de IC**		
	2	**FEVE < 40%.**	**FEVE 40% - 49**	**FEVE ≥ 50%**
Critérios	3	-	**Níveis elevados de péptido natriurético: BNP ≥ 35 pg/mL ou NT-proBNP ≥ 125pg/mL Pelo menos um dos factores adicionais : ^{2}Uma anomalia cardíaca estrutural: HVE, dilatação do OG (>34ml/m); Disfunção diastólica: E/e'≥13 ou e'< 9cm/s.**	
Os sinais clínicos podem não estar presentes na ICC em fase inicial (particularmente na ICC-FEP) e em doentes tratados com diuréticos.				

1.2 Fisiopatologia

A-Insuficiência cardíaca com fração de ejeção reduzida

1.2.1 Comprometimento da função sistólica [10,11].

Os três factores determinantes da função sistólica que podem estar implicados na deterioração da função sistólica são :

- ***Contractilidade***

A contratilidade ou inotropismo é a capacidade intrínseca de uma unidade contrátil para produzir força.

A diminuição da contratilidade é observada na cardiomiopatia em fase de dilatação, na miocardite, na doença cardíaca dilatada e em quase todas as doenças cardíacas avançadas.

➢ **Pós-carga**

A pós-carga representa a força que o músculo cardíaco tem de vencer para se encurtar. É medida indiretamente pela resistência à ejeção do ventrículo esquerdo. Um aumento patologicamente significativo da pós-carga conduz à insuficiência cardíaca. É o caso da hipertensão arterial, da estenose aórtica e da coartação da aorta.

➢ **Pré-carregamento**

De acordo com a lei de Frank-Starling, após a ativação, uma fibra muscular (miocárdica ou outra) desenvolve uma força proporcional ao seu comprimento inicial pré-ativação.

No coração, isto significa que quanto mais cheio (distendido) estiver o ventrículo, maior será a força desenvolvida durante as contracções. A pré-carga é avaliada indiretamente pelo volume de enchimento do ventrículo (volume diastólico final).

Na patologia, o aumento da pré-carga pode levar à insuficiência cardíaca. Isto verifica-se na insuficiência mitral e aórtica.

1.2.2 Função diastólica comprometida.

Os três principais factores determinantes da função diastólica que podem estar implicados nesta disfunção são: o relaxamento, a complacência e a frequência cardíaca.

➢ **Relaxamento**

O relaxamento ventricular permite que a pressão protodiastólica intraventricular desça abaixo da pressão auricular esquerda, dando origem a um verdadeiro fenómeno de aspiração ventricular: trata-se de um enchimento ventricular protodiastólico rápido. Em patologia, o relaxamento pode ser lento e/ou incompleto no caso de alteração do metabolismo energético na insuficiência coronária ou na hipertrofia ventricular esquerda. Como resultado, o enchimento é dificultado e a pressão de enchimento ventricular aumenta, levando à insuficiência cardíaca diastólica. Esta desenvolve-se fisiologicamente com a idade, o que explica a frequência da disfunção diastólica em indivíduos idosos.

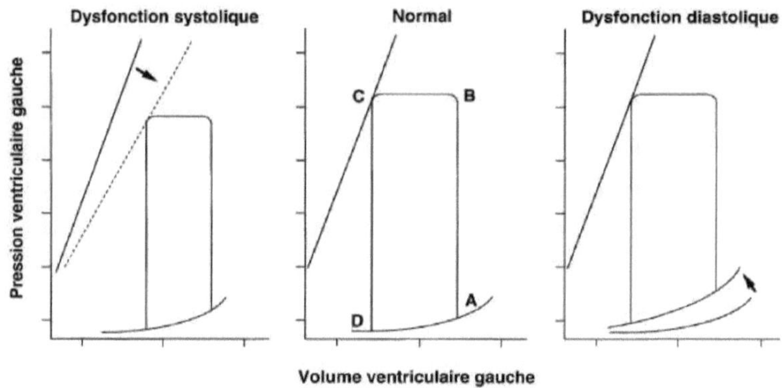

Figura 1: Curva pressão-volume: normal, disfunção sistólica e diastólica

➢ **Conformidade**

Para além de qualquer fenómeno ativo, a parede ventricular possui uma certa complacência passiva ligada às propriedades elásticas do miocárdio. A complacência é a relação entre a pressão no ventrículo e o volume de sangue que este contém. Uma complacência elevada significa que o ventrículo é fácil de encher e uma complacência baixa significa que o ventrículo é rígido. Uma diminuição da complacência é acompanhada de um aumento da pressão de enchimento e, consequentemente, de um aumento das pressões auriculares esquerdas e, em seguida, pulmonares, responsáveis pela dispneia.

Na patologia, a fibrose miocárdica, as sequelas de enfarte e a hipertrofia das paredes do ventrículo esquerdo podem ser responsáveis por este fenómeno. A pericardite constritiva crónica fornece um modelo de insuficiência cardíaca diastólica com uma pura alteração da complacência sem alteração da função miocárdica (e sem alteração do relaxamento ventricular).

- **Frequência cardíaca**

O aumento da frequência cardíaca faz-se à custa da diástole. Isto leva a uma falta de relaxamento e, consequentemente, a um aumento da pressão de enchimento com repercussões a montante do coração.

1.2.3 Mecanismos de compensação

Em resposta ao comprometimento da função cardíaca, mecanismos compensatórios são rapidamente acionados. Estes são de três tipos: cardíacos, periféricos e neuro-hormonais [11].

- **Mecanismos de compensação cardíaca**

  - ✓ Lei de Frank-Starling:

De acordo com esta lei, o aumento do enchimento ventricular acentua o estiramento das fibras do miocárdio e reforça a contração do miocárdio. No entanto, o débito é inferior ao dos indivíduos normais, uma vez que a contratilidade intrínseca do miocárdio está diminuída e o aumento do débito cardíaco permanece, por isso, limitado. Além disso, a dilatação do ventrículo é acompanhada por um aumento da pressão de enchimento e favorece o aparecimento de sinais congestivos.

  - ✓ Remodelação ventricular

Mantém o volume de ejeção sistólico. Mas este mecanismo é energeticamente dispendioso e deletério a longo prazo.

  - ✓ Taquicardia sinusal

O aumento da frequência cardíaca depende da ativação simpática e permite um aumento limitado do débito cardíaco dentro de um determinado intervalo de frequência cardíaca, para além do qual o encurtamento do tempo de enchimento se torna deletério a médio prazo.

- **Mecanismos periféricos de compensação**

  - ✓ Redistribuição do fluxo sanguíneo circulante

Está direcionada para os órgãos "nobres": as circulações cerebral e coronária são favorecidas em detrimento das circulações cutânea, renal, esplâncnica e músculo-esquelética, responsáveis por muitos sintomas.

  - ✓ Libertação mais fácil de oxigénio pela hemoglobina.

Na insuficiência cardíaca, há um aumento da extração de oxigénio, o que resulta num aumento da diferença arteriovenosa de oxigénio. Esta extração está ligada a uma redução da afinidade da hemoglobina pelo oxigénio.

- **Mecanismos neuro-hormonais**

  - ✓ Sistemas vasoconstritores

- Ativação simpática (noradrenalina): a descida da pressão arterial registada pelos barorreceptores situados nos seios carotídeos e no arco aórtico gera sinais aferentes que estimulam os centros cardioreguladores responsáveis pela estimulação simpática. O objetivo destes sistemas é manter a pressão de perfusão dos órgãos através da vasoconstrição e do aumento do volume sanguíneo.

- Sistema renina-angiotensina-aldosterona: a angiotensina II é um potente vasoconstritor. Estimula a secreção de aldosterona pelo córtex suprarrenal, promove a proliferação celular e a libertação de catecolaminas. A produção de angiotensina II (a partir da angiotensina I) está ligada à secreção de renina plasmática em resposta quer a uma diminuição da pressão de perfusão na artéria renal aferente do aparelho justaglomerular sensível ao estiramento, quer a uma estimulação direta do aparelho justaglomerular pelas catecolaminas circulantes e pelo sistema nervoso simpático, quer a alterações da carga de sódio na mácula densa.

A secreção de angiotensina II é cíclica e aumenta com cada descompensação cardíaca.

✓ Aldosterona :

Favorece a reabsorção do sódio e a perda de potássio (com risco de perturbações do ritmo). Está envolvida na fibrose do miocárdio e participa na remodelação dos cardiomiócitos.

1.2.4 Insuficiência cardíaca avançada

A insuficiência cardíaca evolui inevitavelmente para insuficiência cardíaca avançada. As recomendações [12] e as conferências de consenso [13] das sociedades científicas definem os doentes com insuficiência cardíaca avançada de acordo com os critérios distintivos apresentados no

Quadro II.

Quadro II: Definição de insuficiência cardíaca avançada

ACC/AHA	Sintomas de insuficiência cardíaca em repouso ou com atividade mínima. Investigação diagnóstica completa, incluindo a identificação de factores de co-morbilidade Tratamento médico máximo
Consenso dos peritos americanos	Disfunção cardíaca significativa Sintomas graves, incluindo dispneia, astenia, sinais de baixo débito cardíaco em repouso ou com atividade mínima Tratamento médico máximo
CES	Pacientes sintomáticos que permanecem no estágio IV da NYHA Investigação diagnóstica completa Tratamento médico ótimo
Grupo de Trabalho da Associação de Insuficiência Cardíaca da ESC	Sintomas graves (NYHA III ou IV) História de episódios de descompensação cardíaca: retenção de líquidos e sódio, baixo débito periférico. Disfunção cardíaca grave (pelo menos um dos seguintes sinais): - FEVE < 30%. - fluxo Doppler diastólico transmitral restritivo ou pseudo-normal - aumento das pressões de enchimento ventricular (VE e/ou VD) - aumento dos níveis sanguíneos de BNP Comprometimento grave da capacidade de exercício (pelo menos um dos seguintes sinais) - incapacidade de fazer o mínimo esforço - teste de caminhada de seis minutos < 300 m - VO2 de pico < 12 -14 ml/kg/min Hospitalização(ões) por insuficiência cardíaca nos últimos seis meses. Tratamento médico ótimo.

1.2 Causas

Dado que a insuficiência cardíaca é o ponto final de quase todas as doenças cardíacas, a investigação etiológica é fundamental na deteção de uma possível causa curável de insuficiência cardíaca. No nosso contexto, a ecocardiografia Doppler é de uma ajuda inestimável. As diferentes etiologias da insuficiência cardíaca esquerda e direita, segundo o Collège des Enseignants de Cardiologie et Maladies Vasculaires [14], estão resumidas na Tabela III.

Quadro III: Principais causas de insuficiência cardíaca

Etiologias da IC do lado esquerdo
- Cardiomiopatia isquémica - Cardiomiopatia dilatada idiopática - Cardiomiopatias valvulares: estenose aórtica, insuficiência aórtica, insuficiência mitral, estenose mitral - Cardiomiopatia hipertensiva - Doença cardíaca tóxica: álcool, quimioterapia, cocaína - Deficiência cardíaca: avitaminose B1 ou beribéri - Cardiomiopatia hipertrófica obstrutiva e não obstrutiva - Cardiomiopatia restritiva - Miocardite: mais frequentemente viral por VIH -Cardiopatia de sobrecarga: hemocromatose e amiloidose -Doença cardíaca congénita não corrigida - Cardiomiopatia periparto - Sarcoidose, colagenoses, miopatias - Insuficiência cardíaca de hiperprodução: anemia, hipertiroidismo, fístula arteriovenosa, doença de Paget, beribéri - Cardiomiopatia rítmica
Etiologias da IC do lado direito
- Hipertensão pulmonar secundária a: insuficiência ventricular esquerda, estenose mitral, patologia pulmonar crónica (cardiopatia pulmonar crónica), embolia pulmonar que conduz a doença cardíaca pulmonar aguda e/ou crónica - Hipertensão arterial pulmonar, geralmente primária ou associada a uma doença do tecido conjuntivo (esclerodermia). - Cardiopatia congénita com shunt esquerdo-direito: defeito do septo auricular, defeito do septo ventricular - Doença da válvula do lado direito (rara) - Pericardite constritiva, tamponamento - IC por hyperflow - Infarto do ventrículo direito - Displasia arritmogénica do ventrículo direito

1.4 DIAGNÓSTICO

1.4.1 Diagnóstico clínico

Os critérios clínicos de diagnóstico de insuficiência cardíaca foram agrupados a partir da coorte de Framingham [15]. Este estudo, inicialmente baseado em factores de risco cardiovascular, permitiu posteriormente identificar factores preditivos do desenvolvimento de insuficiência cardíaca. Os critérios anteriormente classificados como "major" e "minor" são agora agrupados em "sintomas típicos e menos típicos" e "sinais específicos e menos específicos". Estão descritos na tabela IV de acordo com a ESC 2016 [3].

Quadro IV: Sintomas e sinais clínicos de insuficiência cardíaca de acordo com a ESC 2016

Sintomas	Sinais clínicos
Típico	**Mais específico**
Dispneia **Ortopneia** **Dispneia paroxística nocturna** **Tolerância reduzida ao exercício** **Fadiga, exaustão, aumento do tempo de recuperação após o exercício** **Tornozelos inchados**	**Aumento da pressão venosa jugular** **Refluxo hepatojugular** **Terceira bulha cardíaca (ritmo de galope)** **Deflexão de pico do choque**
Menos típico	**Menos específico**
Tosse nocturna **Sibilância** **Sensação de inchaço** **Perda de apetite** **Confusão mental (especialmente nos idosos)** **Depressão** **Palpitações** **Vertigens, tonturas** **Síncope** **"Bendopneia (dispneia quando o doente se inclina para a frente)**	**Aumento de peso (> 2 kg/semana)** **Perda de peso (IC avançado)** **Caquexia** **Sopro cardíaco** **Edema periférico (tornozelo, sacro, escroto)** **Crepitações pulmonares** **Redução da entrada de ar e opacidade nas bases dos pulmões (derrame pleural)** **Taquicardia** **Pulso irregular** **Taquipneia** **Respiração de Cheyne-Stokes** **Hepatomegalia** **Ascite** **Extremidades frias** **Oligúria, queda da pressão de pulso.**

Não há sintomas ou sinais clínicos que confirmem ou excluam o diagnóstico [16]. Marcadores biológicos (BNP ou NT-proBNP) e ultrassonografia cardíaca com Doppler devem ser utilizados para confirmar o diagnóstico. A algoritmo para o diagnóstico de IC em situações não agudas é apresentado na figura2.

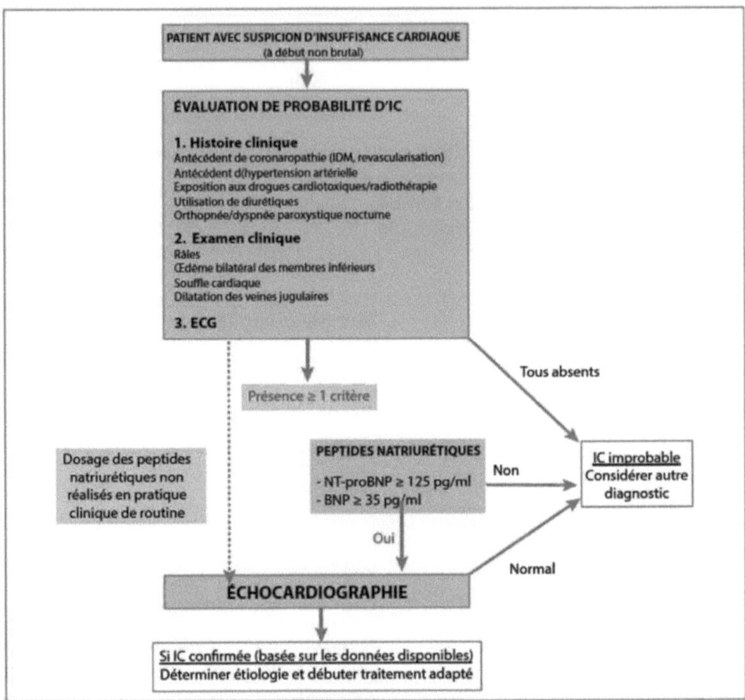

Figura 2: Esquema de diagnóstico para o diagnóstico de insuficiência cardíaca de início não abrupto.

BNP = peptídeo natriurético do tipo B; ECG = eletrocardiograma; IC = insuficiência cardíaca; NT-proBNP = peptídeo natriurético do tipo N-terminal pró-B.

1.4.2 Exames paraclínicos

a- Determinação dos péptidos natriuréticos [17,18].

O BNP e o NT-pro BNP não são marcadores específicos de IC. A utilização de péptidos natriuréticos (NP) é recomendada para excluir um enfarte do miocárdio. No entanto, não podem ser usados para fazer o diagnóstico. Outras comorbilidades ou situações fisiológicas específicas podem levar à secreção de NP: os valores de NP aumentam com a idade, insuficiência renal, embolia pulmonar, cardiopatia pulmonar crónica, hipertensão arterial, hipertensão arterial pulmonar, isquémia aguda ou crónica, valvulopatia e hipertrofia ventricular esquerda. Os níveis de NP diminuem após o início do tratamento diurético sintomático da ICC, o que reduz a sensibilidade deste teste após o início do tratamento.

b- Ecocardiografia com Doppler

O diagnóstico, suspeitado por motivos clínicos ou biológicos (BNP), deve ser confirmado por provas objectivas de disfunção cardíaca em repouso, estrutural ou funcional, graças à ecocardiografia com Doppler, que permite nomeadamente calcular a fração de ejeção do ventrículo esquerdo (FEVE) e medir o tamanho do ventrículo esquerdo (VE), a espessura parietal, o estudo do estado das válvulas cardíacas, a pesquisa de hipertensão arterial pulmonar (HAP) e a avaliação da qualidade da ejeção e do enchimento do ventrículo esquerdo. O ecocardiograma é utilizado para determinar o tipo de IC. (Quadro I)

c- Eletrocardiograma (ECG)

Raramente é normal. Um ECG anormal aumenta a probabilidade de um diagnóstico de ICC, mas tem uma especificidade baixa. Certas anomalias do ECG podem fornecer informações sobre a etiologia. Pode revelar :

- ✓ mais frequentemente taquicardia sinusal,
- ✓ arritmia de fibrilhação auricular completa (CAFA) ou flutter auricular,
- ✓ sinais de sobrecarga do ventrículo esquerdo,
- ✓ bloqueio completo ou incompleto do ramo esquerdo,
- ✓ os efeitos secundários da necrose,
- ✓ por vezes, extrassístole ventricular, que tem um efeito prognóstico negativo (insuficiência miocárdica).

d- Radiografia do tórax

É útil na pesquisa de sinais compatíveis com insuficiência cardíaca, como cardiomegalia e sinais de repercussão pleuropulmonar, mas sobretudo na exclusão de uma etiologia pulmonar para os sintomas. Os outros exames a serem realizados em pacientes com insuficiência cardíaca [19] são apresentados na Tabela V.

Quadro V: Testes a efetuar em doentes diagnosticados com insuficiência cardíaca

Investigações a considerar em todos os doentes diagnosticados com IC
Laboratório **Hemograma completo** **Sódio, potássio, cálcio, ureia, creatinina, depuração da creatinina (CKD-)** **Epi)** **Enzimas hepáticas, bilirrubina** **Hemoglobina glicada** **Perfil lipídico** **TSH** **Ferritina, nível de saturação de ferro** **Péptidos natriuréticos** **Podem ser efectuados outros testes biológicos em função da suspeita clínica de uma patologia suspeita (por exemplo, serologia de Lyme, VIH, etc.).**
Teste de exercício **Recomendado como parte da avaliação para transplante cardíaco** **(teste de exercício cardiopulmonar)** **Para identificar a causa da dispneia inexplicada** **Otimizar a prescrição do treino cardíaco**
Cateterismo cardíaco direito **É recomendado em casos de IC grave com vista a transplante**

A ESC recomenda a realização de exames mais avançados, como a ecocardiografia de esforço, a ressonância magnética e o cateterismo cardíaco, dependendo do perfil do doente e da sua apresentação clínica. Estas indicações devem ser discutidas com o cardiologista. Alguns exames não são exequíveis no nosso contexto devido aos limitados recursos técnicos disponíveis, reduzindo o diagnóstico de insuficiência cardíaca à clínica e ao ecocardiograma.

1.3 TRATAMENTO

1.5.1 Tratamento da insuficiência cardíaca com FEVE reduzida (rFEVE)

➢ **Objectivos do tratamento**

De acordo com as recomendações da ESC 2016 sobre o diagnóstico e o tratamento da insuficiência cardíaca, os principais objectivos do tratamento são [3] :

- ✓ melhoria do estado clínico, da capacidade funcional e da qualidade de vida,
- ✓ prevenir a hospitalização,
- ✓ e redução da mortalidade.

➢ **Princípios de tratamento**

Os principais princípios do tratamento da rTFEI, baseados no conhecimento fisiopatológico, são os seguintes

- ✓ tratar a causa, se possível,
- ✓ combater a retenção de líquidos,
- ✓ reduzir a pós-carga e a pré-carga,
- ✓ melhorar a contratilidade do miocárdio,
- ✓ reduzir a carga de trabalho cardíaco,
- ✓ aumentar o débito cardíaco,
- ✓ prevenir complicações rítmicas,
- ✓ tratar o fator desencadeante e prevenir complicações tromboembólicas.

➢ **Métodos terapêuticos**

A- Meios não medicinais: educação terapêutica e medidas de higiene alimentar.

Os doentes com insuficiência cardíaca devem receber educação terapêutica, que consiste em explicar-lhes e às suas famílias a doença, os factores que a podem agravar, o mecanismo de ação dos medicamentos, a importância da toma regular dos medicamentos, a importância das medidas não farmacológicas e o controlo regular do peso.

As medidas higiénicas e dietéticas devem incluir: restrição de sódio, restrição hídrica (1,5 litros por dia) em caso de exacerbação ou de sinais de congestão, controlo do peso, cessação urgente do tabagismo e vacinação contra a gripe. Os doentes com insuficiência cardíaca estável devem efetuar uma reabilitação cardiovascular com exercício. O método mais simples é o teste de seis minutos. Deve ser efectuado antes da alta hospitalar.

B- Medicação.

O tratamento da insuficiência cardíaca crónica com FEVE diminuída baseia-se agora em recomendações sólidas derivadas de múltiplos ensaios terapêuticos. No entanto, o tratamento da ICC com FE preservada permanece muito menos codificado.

1- **Inibidores da enzima de conversão (CEIs).**

Os inibidores da ECA são atualmente a pedra angular do tratamento médico da insuficiência cardíaca, com base em estudos aleatórios desde o CONSENSUS [34]. Eles são recomendados como terapia de primeira linha, em combinação com um beta-bloqueador, em todos os pacientes, sintomáticos ou não, com FEVE reduzida para reduzir o risco de hospitalização por insuficiência cardíaca e morte prematura [34,35]. Podem ser substituídos por um ARB2 em caso de efeitos secundários. A dose deve ser aumentada gradualmente em incrementos de duas semanas, enquanto a pressão arterial sistólica se mantiver acima de 90 mmHg, na ausência de hipotensão ortostática.

2- **Antagonistas dos receptores da angiotensina 2 (ARB2).**

Os ARB2 são recomendados para reduzir o risco de hospitalização por ICC e morte prematura em doentes com FEVE reduzida que não toleram um inibidor da ECA devido à tosse. Estes doentes devem também receber um beta-bloqueador e um corticosteroide antagonista dos receptores minerais (ARM) [3,36].

3- **Beta-bloqueadores**

O uso de beta-bloqueadores na insuficiência cardíaca tem sido revolucionário nas últimas duas décadas. Anteriormente, estavam contra-indicados na insuficiência cardíaca devido ao seu efeito inotrópico negativo. Estudos clínicos demonstraram amplamente a melhoria dos sintomas, da tolerância ao exercício e da função ventricular na insuficiência cardíaca sob tratamento prolongado com beta-bloqueadores. Entre eles, o estudo CIBIS II com bisoprolol (DETENSIEL), que confirmou de forma impressionante a redução da mortalidade [37], e o estudo MERIT HF com metoprolol (SELOKEN) [38]. Ambos os estudos tiveram que ser interrompidos prematuramente após um ano, devido aos resultados positivos com o tratamento ativo. Atualmente, os beta-bloqueantes estão indicados em combinação na insuficiência cardíaca sistólica para reduzir a taxa de re-hospitalização e a mortalidade precoce (recomendação classe I e nível de evidência A).

Os beta-bloqueadores são introduzidos fora do período de descompensação, numa dose baixa e titulados progressivamente até se atingir a dose eficaz e tolerada.

4- Diuréticos

Embora não tenha sido demonstrado que os diuréticos reduzam a mortalidade ou os internamentos hospitalares, aliviam a dispneia e o edema e são um tratamento essencial para a insuficiência cardíaca sistólica (recomendação de classe I, nível de evidência B) [3]. O objetivo é utilizar a dose mínima necessária para restaurar e manter a euvolémia ("peso seco").

5- Antagonistas dos receptores mineralocorticóides (MRAs)

Recomenda-se a utilização de um ARM de segunda linha (espironolactona ou eplerenona) em todos os doentes que permaneçam sintomáticos com uma FEVE igual ou inferior a 35% em tratamento com um inibidor da ECA/ARB2 e um bloqueador beta para reduzir o risco de hospitalização por insuficiência cardíaca e morte prematura [39] (recomendação de classe I, nível de evidência A) [3]. Os ARM devem ser utilizados com precaução em doentes com insuficiência renal grave, com uma taxa de filtração glomerular inferior ou igual a 30 ml/min e um nível de potássio no sangue superior a 5 mmol/l.

6- Ivabradina

A ivabradina é um inibidor dos canais If do nó sinusal. O seu efeito é o abrandamento da frequência cardíaca em ritmo sinusal. Não tem qualquer ação sobre a frequência ventricular nos casos de arritmia completa devida a fibrilhação auricular. Está indicado em pacientes com FEVE inferior a 35%, em ritmo sinusal, cuja frequência cardíaca é maior ou igual a 70 batimentos por minuto e que permanecem sintomáticos apesar do tratamento com uma combinação de beta-bloqueadores, inibidores da ECA ou BRA e ARM [40] (recomendação classe IIa, nível de evidência B).

7- **Digoxina**

A digoxina está a perder cada vez mais o seu lugar no tratamento da insuficiência cardíaca. Ao contrário da ivabradina, a digoxina não reduz a mortalidade e pode ter efeitos arritmogénicos ventriculares [41]. Reduz o risco de hospitalização em doentes com FEVE inferior a 35% que permanecem sintomáticos (classe II-III da NYHA) apesar do tratamento com um beta-bloqueador, um inibidor da ECA (ou ARB2) e um ARM (recomendação classe IIb, nível de evidência B) [3]. A digoxina pode ser considerada em doentes com fibrilhação auricular, quando a frequência ventricular permanece demasiado elevada (acima de 110 bpm) ou quando os beta-bloqueadores são mal tolerados ou contra-indicados (recomendação classe IIa, nível de evidência B) [3]. A dosagem é adaptada à função renal.

8- **Bloqueador dos receptores da angiotensina e da neprilisina**

O bloqueador dos receptores da angiotensina e da neprilisina (BNA) é uma nova classe terapêutica que surge como tratamento de terceira linha para os doentes sintomáticos, sob a forma de uma combinação de sacubitril (inibidor seletivo da neprilisina)/valsartan (BRA2) [3]. Não disponível nas nossas farmácias, este composto combina os efeitos da inibição da neprilisina (uma endopeptidase neutra responsável pela degradação dos péptidos natriuréticos, que tem um efeito antifibrótico), e efeitos antiproliferativos para reduzir a hipertrofia ventricular esquerda. Promove o relaxamento cardíaco, estimula a diurese e natriurese e promove a vasodilatação [42], bem como a dos receptores ATI da angiotensina 2. Este tratamento é recomendado como uma alternativa aos inibidores da ECA para reduzir o risco de hospitalização por insuficiência cardíaca e morte em pacientes ambulatoriais com FEVE reduzida que permanecem sintomáticos apesar do tratamento ideal com inibidores da ECA, beta-bloqueadores e ARMs (recomendação classe I, nível de evidência B) [3].

9- **Hidralazina e dinitrato de isossorbida**

Esta combinação deve ser considerada como uma alternativa em doentes bem identificados com uma FEVE de 35% ou menos ou com uma FEVE inferior a 45% associada a cardiomiopatia dilatada em classe funcional III-IV da NYHA, apesar do tratamento com inibidores da ECA, beta-bloqueadores e ARM (antagonistas dos receptores mineralocorticóides) para reduzir o risco de hospitalização por IC e morte [43]. (recomendação classe IIa, nível de evidência B). Esta combinação pode ser considerada em pacientes sintomáticos com FEVE reduzida que não toleram inibidores da ECA ou BRA2 para reduzir o risco de morte (recomendação classe IIb, nível de evidência B)[3].

C- Meios instrumentais e cirúrgicos.

S **O desfibrilhador automático implantável**

Para prevenção secundária, a implantação de um desfibrilador automático implantável (CDI) está indicada em pacientes com distúrbio do ritmo ventricular responsável por instabilidade hemodinâmica, com expetativa de vida funcional superior a um ano, para reduzir o risco de morte súbita [17] (recomendação classe I, nível de evidência A) [3].

S **Ressincronização cardíaca**

Estudos multicêntricos demonstraram claramente o benefício em termos de morbilidade e mortalidade da ressincronização biventricular em doentes selecionados [44,45]. Em cerca de 70% dos doentes, a ressincronização proporciona um benefício significativo em termos de :

- sinais funcionais, qualidade de vida e qualidade do exercício,
- função cardíaca e remodelação ventricular,
- morbilidade e mortalidade. A ressincronização reduz o número de hospitalizações por descompensação cardíaca e o número de dias de

internamento.

J transplante de coração

O transplante cardíaco é um tratamento reconhecido para a insuficiência cardíaca em fase terminal, para a qual não existe outra alternativa terapêutica. É a única hipótese de sobrevivência. Apesar da ausência de estudos randomizados, considera-se que aumenta significativamente a sobrevida (76% em um ano e 67% em cinco anos), a capacidade de exercício, o retorno ao trabalho e a qualidade de vida em relação ao tratamento convencional [46].

1.5.2 Tratamento da insuficiência cardíaca com FEVE preservada (FEVEp)

Ainda não está bem codificado, uma vez que as recomendações reconhecem que nenhum tratamento até à data demonstrou qualquer benefício em termos de morbilidade e mortalidade. Os diuréticos são utilizados para controlar os sintomas da retenção de líquidos. O tratamento adequado da hipertensão ou da doença cardíaca isquémica e o controlo do ritmo ventricular são também recomendados no ACFA. Um pequeno estudo demonstrou o benefício de um bloqueador dos canais de cálcio, o verapamil, nesta indicação [47].

1.4 Prognóstico

1.6.1 Mortalidade na insuficiência cardíaca.

O prognóstico da insuficiência cardíaca é mau se não houver uma causa curável; 50% dos doentes morrem no prazo de quatro anos. Quarenta por cento dos doentes internados no hospital com insuficiência cardíaca morrem ou são readmitidos no prazo de um ano [20]. O número de mortes por insuficiência cardíaca tem aumentado apesar dos avanços no tratamento. Isto deve-se a um aumento da prevalência de doentes com insuficiência cardíaca, associado a uma melhor gestão da doença cardíaca isquémica e da hipertensão. A insuficiência cardíaca afecta principalmente os idosos. O envelhecimento da população também está a contribuir para o aumento da incidência de insuficiência cardíaca [21].

A mortalidade nos doentes com insuficiência cardíaca foi uma a três vezes superior à dos indivíduos do grupo de controlo da mesma idade [15]. De acordo com o National Heart, Lung

[e]A taxa de mortalidade aos 30 dias, um ano e cinco anos após a hospitalização por insuficiência cardíaca foi de 10,4%, 22% e 42,3%, respetivamente [22]. Os negros apresentaram uma taxa de mortalidade aos cinco anos superior à dos brancos ($p<0{,}05$).

1.6.2 Factores de prognóstico

1- Factores de risco não modificáveis

- ✓ idade: a idade mais avançada está associada a uma maior mortalidade na maioria dos estudos [23].
- ✓ sexo: Vários estudos identificaram o sexo masculino como um fator de prognóstico desfavorável [24].

2- Factores de risco modificáveis

- ✓ diabetes: foi demonstrado que a diabetes está associada a um mau prognóstico, quer seja do tipo I ou do tipo II [25].
- ✓ Para os outros factores de risco (hipertensão, tabagismo, dislipidemia), os resultados dos estudos de sobrevivência são discordantes [26].
- ✓ Factores de prognóstico clínico
- ✓ Etiologia: a origem isquémica da insuficiência cardíaca tem sido descrita como um poderoso fator de mau prognóstico [27].
- ✓ Co-morbilidades: a presença de co-morbilidades cardiovasculares como o acidente vascular cerebral, a insuficiência renal ou a doença pulmonar está associada a um mau prognóstico [28].
- ✓ A frequência cardíaca elevada, o edema dos membros inferiores e os estertores crepitantes estão associados a uma elevada mortalidade [23, 28].

3- Factores biológicos de prognóstico :

- ✓ Hiponatremia: a hiponatremia está associada a maior mortalidade, independentemente do uso e da dose de diuréticos utilizados [29].
- ✓ Um aumento da creatinina ou uma diminuição da taxa de filtração glomerular são também factores de mau prognóstico [30].

✓ A anemia, que agrava o defeito de oxigenação dos tecidos periféricos, está associada a um mau prognóstico [29].

4- Fatores prognósticos eletrocardiográficos: fibrilação atrial, bloqueio de ramo esquerdo e taquicardia ventricular estão associados a maior mortalidade em pacientes com insuficiência cardíaca [23, 24, 31].

5- Factores de prognóstico ecocardiográfico: fração de ejeção do ventrículo esquerdo (FEVE) diminuída, aumento da pressão sistólica da artéria pulmonar (PSAP), aumento do diâmetro diastólico final do ventrículo esquerdo (DDFVE), disfunção ventricular direita e regurgitação mitral estão associados a elevada mortalidade [32,33].

2 O NOSSO ESTUDO

2.1 Quadro concetual

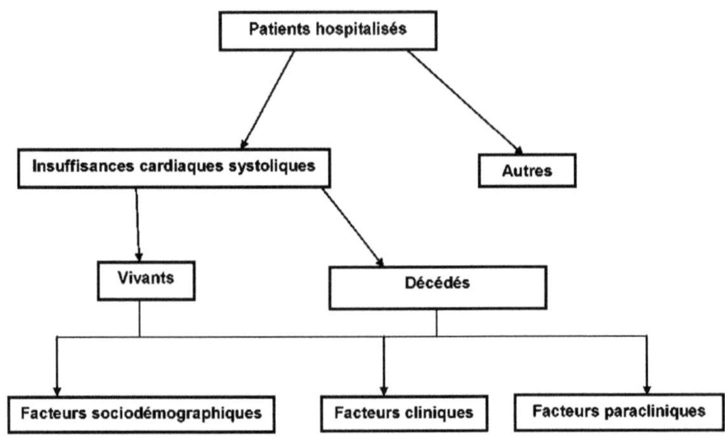

Figura 3: quadro concetual

2.2 QUESTÃO DE INVESTIGAÇÃO

Quais são os factores clínicos e biológicos associados à mortalidade na insuficiência cardíaca sistólica?

2.3 OBJECTIVOS

- ***Objetivo geral***

er Estudar os factores associados à mortalidade por insuficiência cardíaca sistólica nos doentes internados no serviço de cardiologia do CHU-YO de 1 de janeiro de 2017 a 31 de dezembro de 2018.

- **Objectivos específicos**

1- Identificar os factores sociodemográficos associados à mortalidade na insuficiência cardíaca sistólica no serviço de cardiologia do CHUYO ;

2- Identificar os factores clínicos associados à mortalidade na insuficiência cardíaca sistólica no serviço de cardiologia do CHU-YO ;

3- Identificar os factores paraclínicos associados à mortalidade na insuficiência cardíaca sistólica no serviço de cardiologia do CHU-YO.

2.4 METODOLOGIA

2.4.1 Tipo de estudo

Trata-se de um estudo retrospetivo, caso-controlo.

2.4.2 Enquadramento do estudo

O estudo foi efectuado no serviço de cardiologia do Hospital Universitário Yalgado Ouédraogo. A unidade de cardiologia faz parte do Departamento de Medicina e Especialidades Médicas.

➢ **Instalações e equipamentos**

O serviço de cardiologia do CHU-YO inclui:

- a unidade de consultas externas, de acompanhamento e de exploração funcional. Inclui os gabinetes médicos para consultas externas e explorações não invasivas para doentes internados e em ambulatório;
- a unidade de estimulação cardíaca e de eletrofisiologia (ainda não operacional), situada no edifício principal de urgência de traumatologia;
- A unidade de internamento é composta por seis (06) enfermarias com uma capacidade total de 26 camas, incluindo duas enfermarias com duas camas cada para a primeira categoria, duas enfermarias com três camas cada para a segunda categoria e duas enfermarias com oito camas cada para a terceira categoria;
- A Unidade de Cuidados Intensivos Cardíacos (USIC) tem quatro camas e está equipada com escopos, um carrinho de emergência e um desfibrilhador;
- uma sala de permanência para o pessoal de enfermagem;
- uma sala de tratamento;
- uma sala de reuniões com 50 lugares;

- um quarto de médico ;
- um quarto para o supervisor da unidade de cuidados ;
- uma sala para o pessoal de apoio ;
- uma loja.

➢ **O pessoal**

No serviço de cardiologia, oito cardiologistas efectuam consultas e consultas hospitalares, incluindo um professor catedrático, um professor associado, três mestres assistentes de cardiologia e três cardiologistas hospitalares em exercício. Estes médicos são assistidos nas suas actividades de cuidados, de investigação e de ensino por quarenta médicos diplomados em cardiologia, doze enfermeiros, seis assistentes de enfermaria e cinco maqueiros.

Quadro VI: Revisão da atividade de internamento em 2018

patologia	Prevalência (%)	Mortalidade (%)
Insuficiência cardíaca	**252 (38,3%)**	**33(40%)**
TEV	157(23,9%)	11(13,4%)
Emergências hipertensivas	87(13,22%)	15(18%)
Valvulopatia	53(8,06%)	10(12%)
Síndrome coronária aguda	41 (6,23%)	4(5%)
Pericardite	25(3,8%)	3(3,6%)
Endocardite	8(1,21%)	1(1%)
Outros	35(5,32%)	6(7%)
Total	658 (100%)	83(100%)

Outros: BAV, CPC, acidentes AVK, dissecção da aorta, etc.

2.4.3 Período de estudo

O nosso estudo abrangeu o período de 1 de janeiro de 2017 a 31 de dezembro de 2018, ou seja, dois anos.

2.4.4 População do estudo

a- Critérios de inclusão

- ✓ **Para os casos**, foram incluídos os registos clínicos de doentes com mais de 15 anos de idade internados por insuficiência cardíaca sistólica (com sinais clínicos de IC à admissão e elementos ecocardiográficos Doppler de disfunção sistólica) que faleceram durante o internamento.
- ✓ **Para os controlos,** incluímos os registos clínicos de doentes com mais de 15 anos hospitalizados por insuficiência cardíaca sistólica (com sinais clínicos de insuficiência cardíaca na admissão e evidência ecocardiográfica Doppler de disfunção sistólica) que tiveram alta com vida.

b- Critérios de exclusão

Foram excluídos os processos clínicos dos doentes (casos e controlos) que continham ecocardiogramas Doppler que não puderam ser utilizados para preencher o formulário de inquérito.

2.4.5 Amostragem

$$N \geq \frac{P(1-P)(1+\frac{1}{c})(z\alpha+z\beta)^2}{(P0-P1)^2} \qquad P=\frac{P1+c\times P0}{1+c}$$

Cas = 26, Témoins = 26 × 2 = 52

N≥ 78. *N= la taille de l'échantillon,*

N= 162 ficheiros recolhidos (casos: 54, controlos: 108, ou seja, dois controlos para um caso)

C= o número de controlos por caso: Para o nosso estudo c= 2 (dois controlos para um caso) p = proporção de casos expostos (prevalência de anemia em doentes que morreram de insuficiência cardíaca (39% [48]),

Po= proporção de controlos expostos (prevalência de anemia em doentes vivos com insuficiência cardíaca: 6% [48])

Zα= o valor de Z para o risco de primeira espécie (para α= 5%, Za= 1,96)

Zβ= o valor Z para uma potência de 1-β (para uma potência de 80%, β= 20% e Zβ= 0,84)

2.4.3 Recolha de dados

Os dados foram recolhidos através de uma ficha de recolha de dados elaborada pelo próprio. Os parâmetros estudados foram epidemiológicos, clínicos e paraclínicos (biológicos, electrocardiográficos e ecocardiográficos).

- ✓ **Os dados epidemiológicos** incluíam: idade, sexo, profissão.
- ✓ **Dados clínicos**
  - História da IC
  - factores de risco cardiovascular: idade, hipertensão, diabetes, tabagismo, dislipidemia, obesidade
  - co-morbilidades (insuficiência renal, doença pulmonar, anemia, acidente vascular cerebral, embolia pulmonar),
  - o estádio da dispneia de acordo com a NYHA,
  - tensão arterial,
  - frequência cardíaca,
  - o som de um galope à esquerda,

- sinais de ICD
- a etiologia da IC,

✓ **Dados paraclínicos**

Entre elas, incluem-se:

1- Biologia :

- Grupo sanguíneo Rhesus,
- Glicose no sangue,
- Creatinina,
- Ureia,
- Ácido úrico,
- Nível de hemoglobina,
- Natraemia,
- Kalemia,
- Colesterol total,
- LDL,
- Triglicéridos.

2- Eletrocardiograma

- Frequência cardíaca,
- TDR : ESV, ACFA, TV
- TDC: BAV, BBD, BBG,

3- Ecocardiografia com Doppler

a- Parâmetros do ventrículo esquerdo

- DTDVG,
- DTSVG,
- Espessura do SIV,
- Espessura do PP,
- Massa VG indexada,
- FE (de acordo com o método TEICHOLZ),
- FE (de acordo com o método SIMPSON),
- Diâmetro OG,
- OG de superfície,

- Volume OG,
- MI funcional,
- Relação E/A (pressão de enchimento do VE).

b- Parâmetros do ventrículo direito

- Diâmetro VD,
- TAPSE,
- Superfície OD,
- PAPS.

✓ **Aspectos terapêuticos**

Tratamento medicamentoso: beta-bloqueadores, inibidores da ECA, ARB2, diuréticos de ansa, anti-aldosterona, vasodilatadores, agentes antiplaquetários, agentes anti-vitamina K, medicamentos tónicos, estatinas, amiodarona.

2.4.4 Definições operacionais das variáveis

➢ **Epidemiológico**

Idade (FDRCV): Considera-se FDRCV uma idade igual ou superior a 45 anos nos homens e igual ou superior a 55 anos nas mulheres.

➢ **Clínicas**

A insuficiência cardíaca sistólica foi definida como a presença de sinais de insuficiência cardíaca associada a um comprometimento inferior a 50% da função sistólica do ventrículo esquerdo na ecocardiografia transtorácica com Doppler.

A insuficiência cardíaca direita clínica foi definida pela presença de hepatalgia de esforço, edema dos membros inferiores ou hepatomegalia congestiva.

A gravidade da insuficiência cardíaca foi avaliada de acordo com o estádio funcional da classificação da *New York Heart Association* (NYHA):

✓ Fase I: sem sintomas ou limitação da atividade física normal;

✓ Fase II: limitação modesta da atividade física: confortável em repouso, mas a atividade normal provoca fadiga, palpitações e dispneia;

✓ Fase III: redução acentuada da atividade física: confortável em repouso, mas menos atividade física do que o habitual provoca sintomas e sinais objectivos de disfunção cardíaca;

✓ Estádio IV: limitação grave: os sintomas estão presentes mesmo em repouso.

Factores de risco cardiovascular

- Hipertenso: doente sabidamente hipertenso, documentado e registado no processo clínico,
- Diabético: doente diabético documentado e registado no processo clínico,
- Tabagismo: tabagismo ativo ou cessação do tabagismo há menos de três anos registado no processo clínico

Comorbilidades

- Anemia quando os níveis de hemoglobina são < 13g/dl nos homens e 12g/dl nas mulheres,
- Insuficiência renal quando a depuração da creatinina < 60/min é calculada de acordo com a fórmula CKD-EPI,
- Hiponatremia quando a natraemia é inferior a 135 mmol/l,
- Hipocaliémia quando a caliémia é inferior a 3,5 mmol/l,

➢ **Normas para os parâmetros ecocardiográficos**

S **Função sistólica do ventrículo esquerdo** [3].

Fração de ejeção do ventrículo esquerdo (FEVE): 63 ± 6%. Dependendo do valor da FEVE, definimos um :

- Função sistólica do ventrículo esquerdo preservada se a FEVE for ≥ 50% ;
- Função sistólica do ventrículo esquerdo intermédia se a FEVE for de 40 a 49% ;
- função sistólica do ventrículo esquerdo reduzida se a FEVE for

< 40%; fração de encurtamento do ventrículo esquerdo: 36 ± 6%.

Outros parâmetros ecocardiográficos

✓ Dilatação do ventrículo esquerdo se o diâmetro diastólico final for superior a 56 mm;

- ✓ Pressão de enchimento elevada se E/A ≥ 2 ;
- ✓ ^{2}OG dilatado se o diâmetro for > 40 mm e a área de superfície ≥ 20 cm;
- ✓ Dilatação da VD se o diâmetro telediastólico for superior a 23 mm;
- ✓ ^{2}OD dilatada se a superfície > 14 cm ,
- ✓ Comprometimento da função sistólica da VD se TAPSE < 16 mm ;
- ✓ HAP se PAPS superior a 30 mm Hg antes dos 50 anos e PAPS superior a 40 mm Hg após os 50 anos;
- ✓ Hipotensão arterial se a pressão arterial sistólica (PAS) < 90 mm Hg ;
- ✓ Hipertensão se PA ≥ 140 mm Hg e/ou PAD ≥ 90 mm Hg ;
- ✓ Hipoglicemia se a glucose no sangue em jejum for < 4 mmol/L ;

Taxa de filtração glomerular (TFG) normal se > 90 ml/min.

- insuficiência renal ligeira se a TFG for de 60 a 90 ml/min;
- insuficiência renal moderada se a TFG for de 30 a 50 ml/min;
- insuficiência renal grave se a TFG for de 15 a 29 ml/min;
- doença renal em fase terminal se a TFG for inferior a 15 ml/min.

2.4.5 Recolha e análise de dados

Os dados recolhidos foram registados num computador utilizando o software EPI data e Microsoft 2010. A análise estatística foi efectuada com recurso ao software STATA 15. No âmbito da seleção das variáveis independentes, procedeu-se a análises bivariadas através de testes adequados (chi2) para analisar associações e determinar quais as variáveis a incluir no modelo de regressão stepwise (curva Roc), com um nível de significância de 5%. De seguida, procedeu-se a uma análise multivariada.

2.4.6 Considerações éticas

O formulário de codificação é anónimo e inclui o número do processo do doente como referência de identidade.

2.5 RESULTADOS

No nosso estudo, registámos 54 doentes que faleceram durante o internamento por insuficiência cardíaca sistólica (casos) e 108 doentes internados por insuficiência cardíaca que tiveram alta com vida (controlos), ou seja, um caso por cada dois controlos. Durante o mesmo período, foram internados 1.512 doentes, distribuídos por patologia da seguinte forma:

- ✓ Insuficiência cardíaca: 569 (37,6%),
- ✓ Doença tromboembólica venosa: 354 (23,4%),
- ✓ Emergências hipertensivas: 184 (12,16%),
- ✓ Valvulopatia: 124 (8,20%),
- ✓ Síndrome coronária aguda: 90 (5,9%),
- ✓ Pericardite: 55 (3,6%),
- ✓ CPC: 30 (2%),
- ✓ Endocardite: 21 (1,38%),
- ✓ Outros: 85.

2.5.1 Análise bivariada dos factores sócio-demográficos

- **Repartição dos doentes por grupo etário**

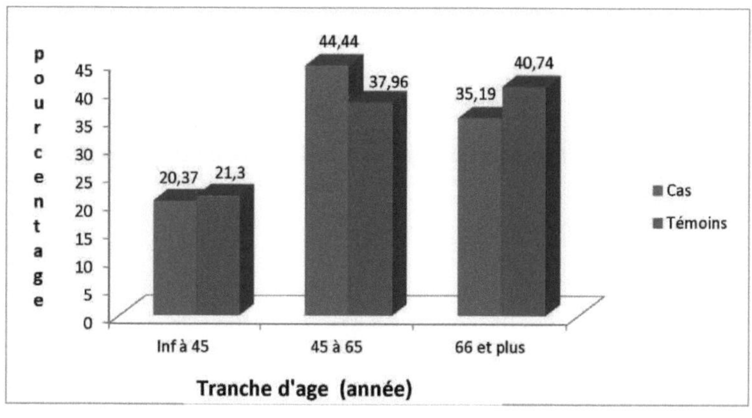

Figura 4: Repartição por grupo etário

A mortalidade foi mais elevada no grupo etário dos 45 aos 65 anos (44%). A análise bivariada mostrou que não havia associação entre a idade e a mortalidade (p= 0,71).

A idade média de todos os doentes foi de : 58,24 ± 1,36 anos e um intervalo de confiança de 95% [55,24 - 60,93]. A idade média dos casos foi de 57,38 ± 2,3 anos e a dos controlos foi de 58,66 ± 1,68 anos.

- **Repartição dos doentes por sexo**

Na nossa população de estudo, a proporção de homens entre os casos foi mais elevada do que entre os controlos, com uma razão de sexo de 1,7 para os casos e 1,4 para os controlos. A análise bivariada mostrou que o género não estava associado à mortalidade (p= 0,57). A Figura 1 mostra a distribuição por sexo dos casos e dos controlos.

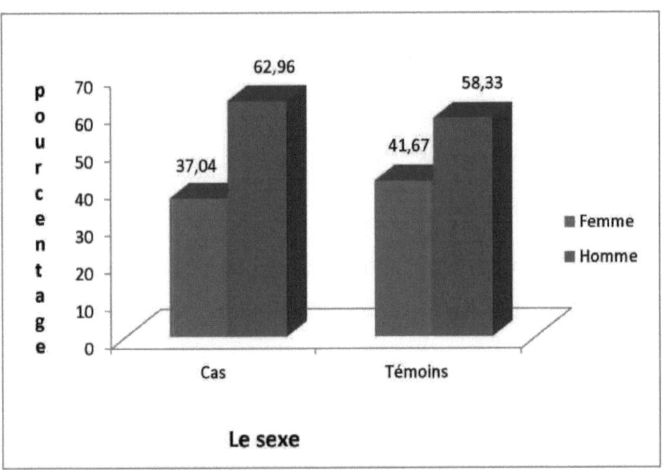

Figura 5: Distribuição por género dos casos e dos controlos

- **Repartição dos doentes por casos antigos ou novos de insuficiência cardíaca**

Quadro VI: Distribuição por antecedentes de insuficiência cardíaca

Antigo caso IC	Caso	Testemunhas	OU
Não	15 (27,78%)	44 (40,74%)	1
Sim	**39 (72,22%)**	**64 (59,26%)**	**3,78**
Total	54 (100%)	108 (100%)	

P=0,000

De acordo com esta tabela, a história de insuficiência cardíaca foi mais comum na nossa população de estudo, 72% nos casos e 59% nos controlos. Numa análise univariada (**p= 0,000** e **OR= 3,78)**, verificámos que uma longa história de insuficiência cardíaca era um fator de risco para a mortalidade por insuficiência cardíaca em comparação com os doentes hospitalizados pela primeira vez por insuficiência cardíaca.

- **Distribuição dos doentes de acordo com o tempo de evolução do IC**

Tabela VII: Distribuição por duração da progressão do IC

Duração da IC	Caso	Testemunhas	Rácio de probabilidade
Menos de um mês	15 (27,78%)	64 (59,26%)	1
1 - 12 meses	8 (14,81%)	14 (12,96%)	**2,43**
13 - 24 meses	13 (24,04%)	13 (12,04%)	**4,26**
Mais de 25 meses	18 (33,33%)	17 (15,74%)	**4,51**
Total	54 (100%)	108 (100%)	**P=0,001**

A duração média global da insuficiência cardíaca foi de 13,6 ± 1,6 meses. A duração média para os **casos foi de 21,3±3,2 meses**. Para os controlos, foi **de 9,7 ± 1,3 meses**. De acordo com a tabela acima, a duração da insuficiência cardíaca foi fortemente associada à mortalidade (**p=0,001**). O risco de mortalidade aumentou com a idade da insuficiência cardíaca (**OR=4,5** quando a insuficiência cardíaca tinha progredido durante mais de 25 meses).

- **Repartição por duração do internamento hospitalar**

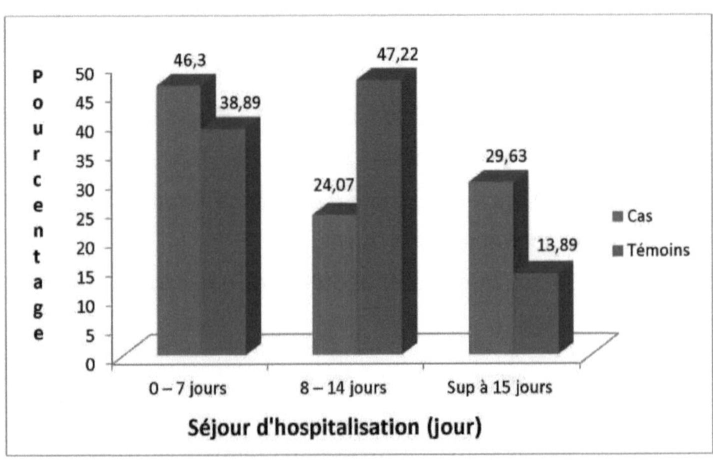

Figura 6: Repartição por duração do internamento hospitalar

O tempo médio de internamento na nossa população de estudo foi de 10,2 ± 0,5 dias. Os casos tiveram uma estadia média de 11,5 ± 1,2 dias. Os controlos tiveram uma estadia média de 9,6 ± 0,5 dias.

De acordo com a análise, a duração do internamento hospitalar foi associada à mortalidade (p= 0,007). A maioria dos doentes (46,3%) morreu na primeira semana de hospitalização. Em contrapartida, a maioria dos controlos (47,22%) teve alta durante a segunda semana.

- **Resumo dos factores sociodemográficos associados à mortalidade**

Os factores sociodemográficos associados à mortalidade foram: história de insuficiência cardíaca, duração da insuficiência cardíaca e duração do internamento hospitalar. Estes factores estão resumidos na tabela abaixo.

Quadro VIII: Quadro-resumo dos factores sociodemográficos associados à mortalidade

variável independente	Casos (%)	Controlos (%)	valor de p	Rácio ímpar
História de ataque cardíaco				
Não	15 (27,78%)	44 (40,74%)		
Sim	39 (72,22%)	64 (59,26%)	**0,000**	**3,78**
Antiguidade CI				
Inf em Imois	15 (27,78%)	64 (59,26%)		
1 - 12 meses	8 (14,81%)	14 (12,96%)	0,091	2,4
13 - 24 meses	13 (24,04%)	13 (12,04%)	**0,003**	**4,25**
Mais de 25 meses	18 (33,33%)	17 (15,74%)	**0,001**	**4,51**
Ficar				
0 - 7 dias	25 (46,30%)	42 (38,89%)		
8 - 14 dias	13 (24,07%)	51 (47,22%)		
Mais de 15 dias	16 (29,63%)	15 (13,89%)	**0,007**	**1,79**

2.5.2 Análise bivariada de factores clínicos

➢ **Distribuição dos doentes de acordo com a presença de factores de risco cardiovascular**

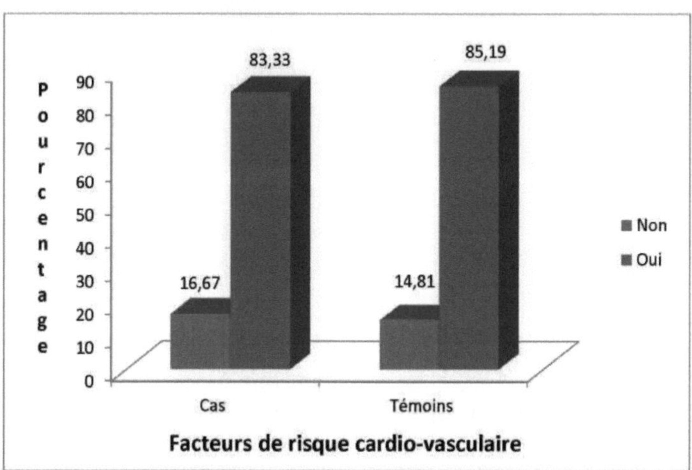

Figura 3: Distribuição dos casos e dos controlos de acordo com a presença de FDRCV nos casos e nos controlos

De acordo com esta figura, mais de 80% dos doentes tinham um fator de risco cardiovascular (83,33% dos casos e 85,19% dos controlos). Na análise univariada, a presença de factores de risco cardiovascular não foi associada à mortalidade (p=0,75).

➢ **Distribuição dos doentes por fase de dispneia**

Quase todos os casos (92,59%) foram admitidos com dispneia nos estádios III e IV da NYHA. Mais de metade dos controlos foram admitidos com dispneia em estádio III da NYHA. Na análise univariada, verificou-se uma associação entre o estádio da dispneia e a mortalidade (p= 0,004). Este facto é ilustrado na figura abaixo.

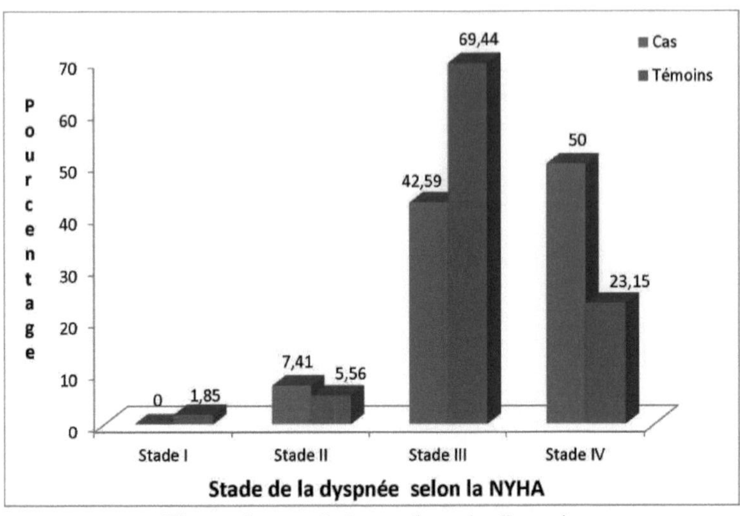

Figura 4: repartição por fase da dispneia

- **Distribuição de acordo com a pressão arterial sistólica**

Tabela IX: Distribuição de acordo com o PAS

PAS (mm Hg)	Caso	Testemunhas	p	OU	IC
0 à 90	**30 (55,56%)**	**16 (14,81%)**	**0,000**	**6,607**	**3,03 - 14,36**
91 à 139	21 (38,89%)	74 (68,52%)		1	
140 e mais	3 (5,56%)	18 (16,67%)	0,428	0,58	0,15 - 2,18
Total	54 (100%)	108 (100%)			

De acordo com esta tabela, a hipotensão arterial foi fortemente associada à mortalidade (**p= 0,000, OR= 6,60**). Por outro lado, a hipertensão sistólica não foi associada à mortalidade (p= 0,428).

A pressão arterial sistólica média global foi de **106,6 ± 2,1 mmHg**. Foi **de 80** ± 4,4 **mmHg** para os casos e **de 115,4** ± 1,8 **mmHg** para os controlos.

- **Distribuição dos doentes de acordo com a pressão arterial diastólica**

Quadro X: Distribuição segundo a PEA

PAD (mm Hg)	Caso	Testemunhas	OU	p	IC
0 à 59	18 (33,33%)	4 (3,70%)	10,4	0,000	3,29 - 33,20
60 à 89	34 (62,96%)	79 (73,15%)	1		
90 e mais	2 (3,70%)	25 (23,15%)	0,18	0,027	0,04 - 0,82
Total	54 (100%)	108 (100%)			

A tabela acima mostra que a pressão arterial diastólica baixa foi fortemente associada à mortalidade (**p=0,000 OR= 10,4**). A pressão arterial diastólica média para todos os doentes foi de **69 ± 1,6 mmHg**. Foi **de 54,4 ± 3,2 mmHg** para os casos e de **76,4 ±** 1,3 **mmHg** para os controlos.

- **Repartição por frequência cardíaca**

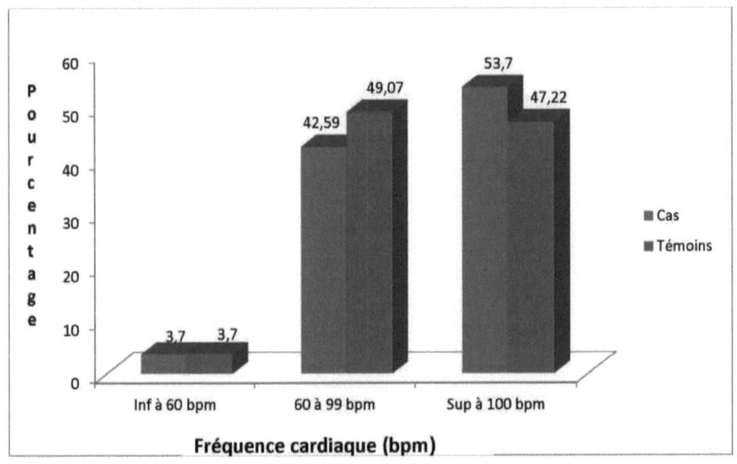

Figura 5: Repartição por frequência cardíaca

A frequência cardíaca média para todos os doentes foi de 99,8 ± 1,8 bpm. Foi de 100,2 ± 3,5 bpm para os casos e de 99,7 ± 2 bpm para os controlos. De acordo com a análise, a taquicardia ou a bradicardia não foram associadas à mortalidade (p= 0,7).

➢ Resumo dos factores clínicos associados à mortalidade

Quadro XI: Quadro-resumo dos factores clínicos associados à mortalidade

Variável independente	Casos (%)	Controlos (%)	valor de p	Rácio ímpar
Fase de dispneia				
Fase I	00 (0%)	2 (1,85%)		
Fase II	4 (7,41%)	6 (5,56%)		
Fase III	**23 (42,59%)**	**75 (69,44%)**	**0,001**	**2,8**
Fase IV	**27 (50%)**	**25 (23,15%)**		
PAS (mm Hg)				
0 à 90	**30 (55,56%)**	**16 (14,81%)**	**0,000**	**6,60**
91 à 139	21 (38,89%)	74 (68,52%)		1
140 e mais	3 (5,56%)	18 (16,67%)	0,48	0,58
PAD (mm Hg)				
0 à 59	**18 (33,33%)**	**4 (3,70%)**	**0,000**	**10,4**
60 à 89	34 (62,96%)	79 (73,15%)		1
90 e mais	2 (3,70%)	25(23,15%)	0,027	0,18

2.5.3 Análise bivariada de factores biológicos

➢ **Repartição dos doentes por nível de açúcar no sangue**

Quadro XII: Repartição por nível de glucose no sangue

Glicose no sangue (mmol/L)	Casos (%)	Testemunhas (%)	OU	p	IC
Hipoglicemia	5 (9,26%)	1 (0,93%)	**11,7**	**0,027**	1,32 - 103,63
Açúcar no sangue normal	38 (70,37%)	89 (82,41%)	1		
Hiperglicemia	11 (20,37%)	18 (16,67%)	1,43	0,43	0,61 - 3,31
Total	54 (100%)	108 (100%)			

Numa análise univariada, a hipoglicemia foi associada à mortalidade (p=0,021 e OR=11,7). O nível médio de glucose no sangue na população estudada foi de 5,68 ± 0,14 mmol/L. Foi de 5,75 ± 0,3 mmol/L nos casos e de 5,65 ± 0,2 mmol/L nos controlos.

± 0,13 mmol/L nos controlos.

➢ **Repartição dos doentes por nível de creatinina**

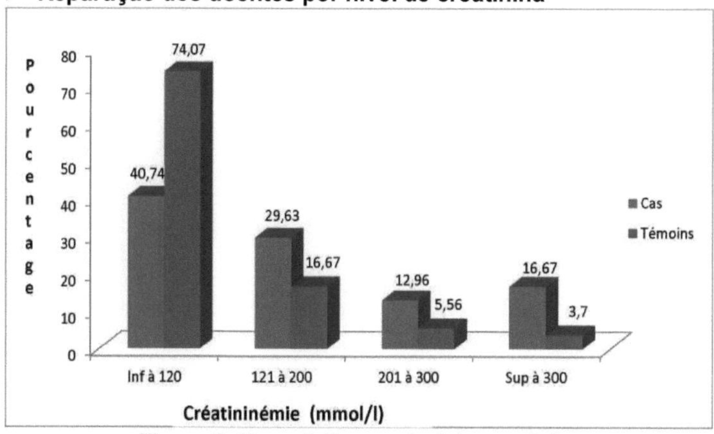

Figura 6: Repartição por nível de creatinina

Mais de metade dos casos tinham uma função renal comprometida e mais de metade dos controlos tinham uma função renal normal. Na análise univariada, o comprometimento da função renal foi associado a

mortalidade (p= 0,000). A mortalidade aumentou com o aumento da creatininémia (OR= 8 se a creatinininémia for superior a 300µmol/L).

O nível médio de creatinina para todos os doentes foi de **141,5 ± 9,3µmol /L**. Foi **de 195,8 ± 22,5µmol /L** para os casos e **114, ± 6,9µmol /L** para os controlos.

- **Distribuição dos doentes de acordo com a taxa de filtração glomerular (TFG)**

Tabela XIII: Distribuição da TFG (de acordo com o CKD-EPI)

TFG (ml/min)	Caso	Testemunhas	OU	IC
Acima de 90	10 (18,52%)	38 (35,19%)	1	
90 à 60	11 (20, 37%)	37 (34,26%)	1,2	0,42 - 2,97
59 à 30	18 (33,33%)	25 (23,15%)	**2,73**	1,08 - 6,88
15 à 29	9 (16,67%)	7 (6,48%)	**4,58**	1,45 -16,36
0 à 14	6 (11,11%)	1 (0,93%)	**22,8**	2,45 - 211,75

p=0,001

A análise desta tabela mostra que uma diminuição da taxa de filtração glomerular (TFG) foi fortemente associada à mortalidade (p= 0,001). A mortalidade aumentou com a diminuição da taxa de filtração glomerular (**OR= 22,8 para GFRs de 0 a 14 ml/min**).

A TFG média global para todos os doentes foi de **70,8 ± 2,7 ml/min**. Foi **de 56 ± 4,7 ml/min** para os casos e de **78,2 ± 3,1 ml/min** para os controlos.

- **Distribuição dos doentes de acordo com o nível de hemoglobina**

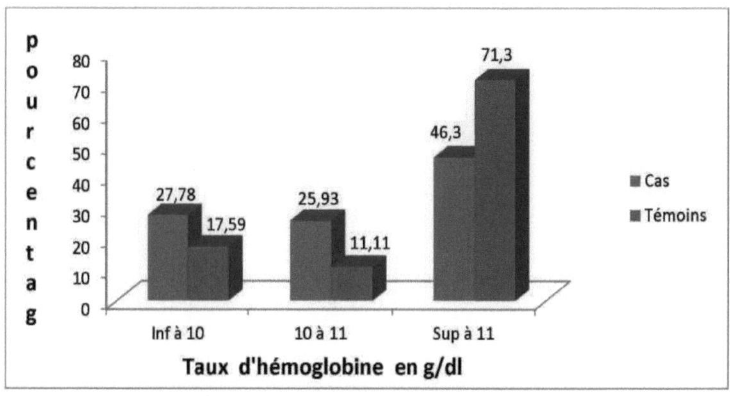

Figura 7: Distribuição por nível de hemoglobina

Na análise bivariada, a anemia foi associada à mortalidade (p= 0,006).

O nível médio de hemoglobina na nossa população de estudo foi de 11,6 ± 0,2 g/dl. Foi de 11,9 ± 0,2 g/dl nos doentes vivos e de 10 ± 0,3 g/dl nos doentes falecidos.

➢ **Distribuição dos doentes de acordo com a natraemia**

Quadro XIV: Distribuição segundo a natraemia

Natraemia	Caso	Testemunhas	OU	IC
Hiponatremia	**35 (64,81%)**	**27 (25%)**	**5,25**	**2,55 - 10,79**
Natraemia normal	18 (33,33%)	73 (67,59%)	1	
Hipernatremia	1 (1,85%)	8 (7,41%)	0,50	0,14 - 0,41

p= 0,000

Esta tabela mostra que mais de metade dos casos (64,81%) tinham hiponatremia e mais de metade dos controlos (67,59%) tinham natremia normal. A análise univariada mostrou que a hiponatremia estava fortemente associada à mortalidade (p= 0,000 e OR= 5,25).

A natraemia média de todos os doentes foi de **134,5 ± 0,6 mmol/L**. Foi **de 129 ± 1mmol/L** para os casos e **137 ± 0,5mmol/L** para os controlos.

- **Resumo dos factores biológicos associados à mortalidade**

Quadro XV: Quadro-resumo dos elementos biológicos associados à mortalidade

Variável independente	Casos (%)	Controlos (%)	valor de p	Rácio ímpar
Glicose no sangue (mmol/L)				
Hipoglicemia	5 (9,26%)	1 (0,93%)	0,027	11,7
Açúcar no sangue normal	38 (70,37%)	89 (82,41%)		
Hiperglicemia	11 (20,37%)	18 (16,67%)	0,43	
TFG (ml/min)				
Acima de 90	10 (18,52%)	38 (35,19%)		
90 à 60	11 (20, 37%)	37 (34,26%)		
59 à 30	18 (33,33%)	25 (23,15%)	0,033	2,73
15 à 29	9 (16,67%)	7 (6,48%)	0,010	4,88
0 à 14	6 (11,11%)	1 (0,93%)	0,001	22,8
Natraemia (mmol/L)				
Hiponatremia	35 (64,81%)	27 (25%)	0,000	5,25
Natraemia normal	18 (33,33%)	73 (67,59%)		
Hipernatremia	1 (1,85%)	8 (7,41%)		
Nível de Hb (g/dl)				
0 à 10	15 (27,78%)	19 (17,59%)		
10 à 11	14 (25,93%)	12 (11,11%)	0,005	3,59
Sup a 11	25 (46,30%)	77 (71,30%)		

2.5.4 Análise bivariada de factores electrocardiográficos

➢ **Distribuição dos doentes de acordo com os distúrbios de condução**

Quadro XVI: Repartição por CDR

Distúrbio de condução	Casos (%)	Controlos (%)	p	OU	IC
Não	36 (66,67%)	91 (84,26%)	1		
Sim	**18 (33,33%)**	**17 (15,74%)**	**0,012**	**2,6**	**1,24 - 5,76**
Total	54 (100%)	108 (100%)			

O distúrbio de condução foi associado à mortalidade (p= 0,012 e OR= 2,6).

2.5.5 Análise bivariada dos factores ecocardiográficos

➢ **Distribuição dos pacientes de acordo com o diâmetro diastólico final do VE (DDFVE)**

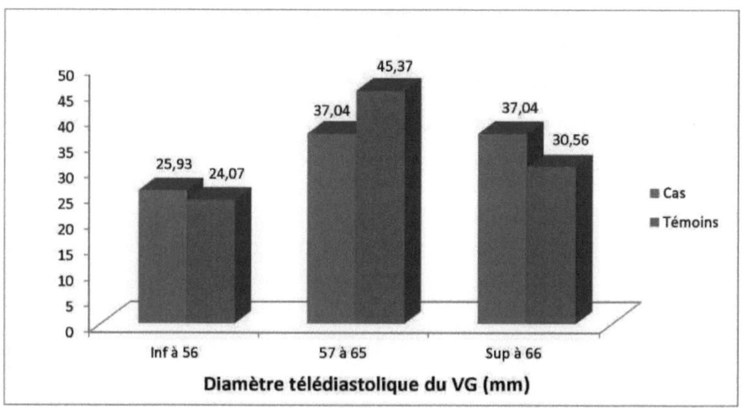

Figura 8: Distribuição de acordo com o diâmetro diastólico final do ventrículo esquerdo.

A análise mostrou que a dilatação do ventrículo esquerdo não estava associada à mortalidade (p= 0,57).

A média de GVHD da população estudada foi de **61,7±0,7 mm.** Foi **de 62,4±1,5 mm** para os casos e **61,3±0,7 mm** para os controlos.

➤ **Distribuição dos doentes de acordo com a fração de ejeção do ventrículo esquerdo (FEVE)**

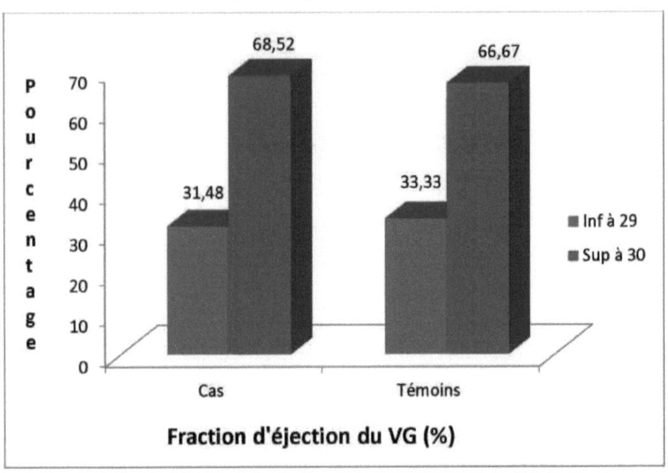

Figura 9: Distribuição de acordo com a FEVE

A figura acima mostra que o comprometimento da fração de ejeção do ventrículo esquerdo não foi associado à mortalidade (p= 0,81).

A FEVE média da população estudada foi de **33 ± 0,4%**. Foi **de 34 ± 1,3%** nos casos e **de 33 ± 0,8%** nos controlos.

- **Distribuição dos doentes de acordo com a pressão de enchimento do ventrículo esquerdo (E/A).**

Quadro XVII: Distribuição em função da pressão de enchimento (E/A).

E/A	Casos (%)	Controlos (%)	p	OU	IC
Menos de 2	13 (24,07%)	45 (41,67%)	1		
Sup à 2	41 (75,93%)	63 (58,33%)	0,03	2,25	1,08 - 4,68
Total	54 (100%)	108 (100%)			

A tabela acima mostra que 76% dos casos e 58% dos controlos tinham pressões de enchimento elevadas. A análise revelou que as pressões de enchimento mais elevadas estavam associadas à mortalidade (p= 0,03).

- **Distribuição de acordo com TAPSE (Tricuspid Annular Posterior Systolic Excursion)**

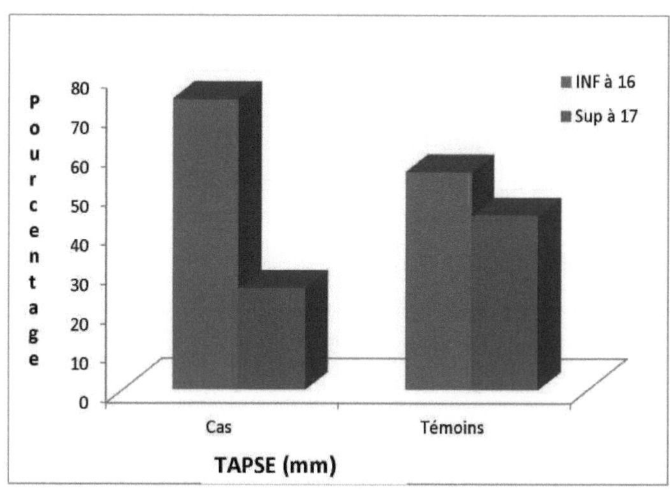

Figura 10: Repartição por TAPSE

De acordo com a figura acima, 74% dos casos e 55% dos controlos apresentavam um TAPSE diminuído.

O TAPSE médio na nossa população de estudo foi de **15,1 ± 0,3 mm**. Foi **de 13,9 ± 0,6** mm em pacientes falecidos e **15,7 ± 0,3** mm em pacientes vivos. A análise concluiu que o comprometimento da função sistólica do ventrículo direito (FSVD) estava associado à mortalidade (p= 0,02).

- **Distribuição dos pacientes de acordo com a pressão arterial pulmonar sistólica (PSAP)**

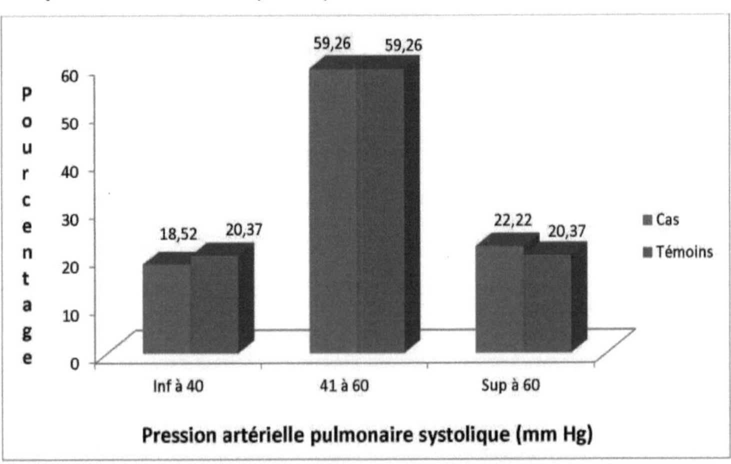

Figura 11: Distribuição por PAPS

Sessenta por cento dos casos e dos controlos tinham uma PAPS entre 41 e 60 mm Hg. A análise mostrou que a hipertensão pulmonar não estava associada à mortalidade (p= 0,9).

A PAPS média para a população estudada foi de **51,6 ± 1 mm Hg**. Foi de 52,5 ± 1,8 mm Hg para os casos e de 51,2 ± 1,3 mm Hg para os controlos.

- **Resumo dos factores ecocardiográficos associados à mortalidade**

Tabela XVIII: Tabela resumo dos factores ecocardiográficos associados à mortalidade

Variável independente	Casos (%)	Controlos (%)	valor de p	Rácio ímpar
E/A				
Menos de 2	13 (24,07%)	45 (41,67%)		
Sup à 2	**41 (75,93%)**	**63 (58,33%)**	**0,03**	**2,25**
TAPSE (mm)				
menos de 16	**40 (74,07%)**	**60 (55,56%)**	**0,02**	**2,28**
Sup a 17	14 (25,93%)	48 (44,44%)		

2.5.4 Análise bivariada dos factores terapêuticos

- **Distribuição dos doentes por tratamento com beta-bloqueadores**

Tabela XIX: Distribuição de acordo com o tratamento com beta-bloqueadores

Tratamento com beta-bloqueadores	Caso	Testemunhas
Não	48 (88,89%)	88 (81,48%)
Sim	6 (11,11%)	20 (18,52%)
Total	54 (100%)	108 (100%)

P=0,22

Os beta-bloqueadores foram prescritos com menos frequência nos casos e nos controlos. A análise mostra que o tratamento com beta-bloqueadores não foi associado à mortalidade (p= 0,22).

- **Distribuição dos doentes de acordo com o tratamento com espironolactona**

Quadro XX: Distribuição de acordo com o tratamento com espironolactona

Tratamento com espironolactona	Caso	Testemunhas
Não	33 (61,11%)	18 (16,67%)
Sim	21 (38,89%)	90 (83,33%)
Total	54 (100%)	108 (100%)

A prescrição de espironolactona foi benéfica para a sobrevivência em doentes com insuficiência cardíaca (OR= -12)

- **Distribuição dos doentes de acordo com o tratamento com tonicardíacos**

Tabela XXI: Distribuição de acordo com o tratamento com tonicardíacos

Tratamento com tonicardíacos	Caso	Testemunhas
Não	31 (57,41%)	11 (10,19%)
Sim	23 (42,59)	97 (89,81%)
Total	54 (100%)	108 (100%)

P= 0,000

A utilização de tonicardíacos foi associada à mortalidade (p= 0,000 OR 5,5).

2.5.7 Análise multivariada dos factores associados à mortalidade

Quadro XXII: Análise multivariada dos factores associados à mortalidade

Variáveis	**Mortalidade hospitalar**			
	OU	valor de p [IC]		
HISTÓRIA DA CI				
Não	1			
Sim	1,38	0,502	0,53	3,58
Estágio da dispneia				
Fase I	1			
Fase II	0,96	0,91	0,16	5,48
Fase III	**2,7**	**0,005**	**0,10**	**0,66**
Fase IV	1			
NÃO				
0 a 90 mm Hg	**4,38**	**0,003**	**1,62**	**11,82**
90 a 139 mm Hg	1			
Acima de 140 mm Hg	0,74	0,709	0,15	3,58
Depuração da creatinina				
0 a 14 ml/min	2,74	0,438	0,21	35,26
15 a 29 ml/min	2,59	0,222	0,56	11,96
30 a 59 ml/min	2,27	0,145	0,75	6,83
60 a 90 ml/min	1,01	0,980	0,32	3,21
90 para mais	1			
Natraemia				
Hiponatremia	**2,95**	**0,017**	**1,21**	**7,21**
Natraemia normal	1			
hipernatremia	1,24	0,857	1,14	12,10
Nível de hemoglobina				
Inferior a 10 g/dl	2,19	0,139	0,77	12,10
10 a 11 g/dl	**3,77**	**0,029**	**1,14**	**12,10**
11 a mais	1			

Na análise multivariada utilizando a regressão stepwise, os factores associados à mortalidade na insuficiência cardíaca sistólica foram :

- ✓ dispneia de fase III com um valor de p de 0,005, um OR de 2,7 e [IC] 0,10 - 0,66 ;
- ✓ PAS inferior a 90 mm Hg com um valor de p de 0,003, um OR de 4,38 e [IC] 1,62 - 11,82 ;
- ✓ hiponatremia com um valor de p de 0,017, um OR de 2,95 e [CI] 1,21 - 7,21.
- ✓ anemia com p-valor 0,029, OR 3,77 e [IC] 1,14 - 12,10

A especificação do modelo foi verificada utilizando o método estatístico Roc.

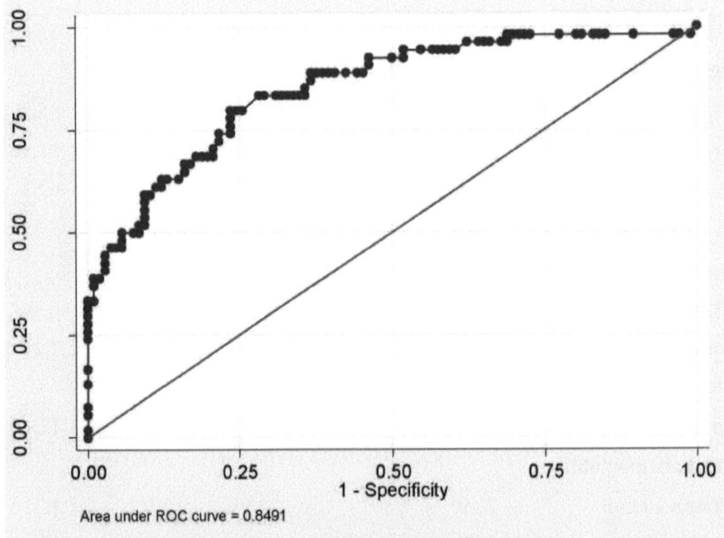

Figura 12: Sensibilidade e especificidade dos factores associados à mortalidade de acordo com a curva Roc.

A área sob a curva foi de 0,85, ou seja, dentro do intervalo [0,8 - 0,9], o que significa que a especificidade e a sensibilidade destes factores associados à mortalidade foram excelentes.

2.5.8 Proposta de um score preditivo de mortalidade intra-hospitalar na insuficiência cardíaca sistólica

O modelo de pontuação: os itens

1- Dispneia de fase III: p= 0,005
2- Hipotensão arterial (PAS inferior a 90 mm Hg): p= 0,003
3- História de insuficiência cardíaca: p= 0,502
4- Hiponatremia: p= 0,017
5- anemia: 0,029

Critérios :

- **P< 0,01 associação forte = 3 pontos**
- **P= 0,01 a 0,05 associação fraca = 2 pontos**
- **P> 0,05 sem associação = 1 ponto**

2.6 DISCUSSÃO

2.6.1 Os limites do nosso estudo

As limitações do nosso estudo foram, em primeiro lugar, a incompletude dos registos clínicos. Em segundo lugar, como a nossa recolha de dados se baseou em dados retrospectivos, não nos foi possível comprovar a relação entre todos os factores associados à mortalidade na insuficiência cardíaca sistólica descritos na literatura, como seria o caso de estudos de coorte ou caso-controlo prospectivos. Por fim, apenas avaliámos os factores associados à mortalidade intra-hospitalar, não podendo ser extrapolados para prever a mortalidade em doentes que tiveram alta com vida e que são seguidos em ambulatório.

Apesar das nossas limitações, conseguimos identificar factores associados à mortalidade na insuficiência cardíaca sistólica, que iremos comparar com outros estudos e com dados da literatura.

2.6.2 Factores sócio-demográficos

a- idade e género

A idade média da população em estudo foi de : 58,24 ± 1,4 anos. A idade média dos casos foi de 57,38 ± 2,3 anos e a dos controlos foi de 58,66 ± 1,7 anos. Os nossos resultados foram semelhantes aos de Bivigou et al no Gabão, que encontraram 55,8 anos para a população do estudo, 55 anos para os doentes falecidos e 57,4 anos para os doentes vivos [49], Pio et al no Togo, que encontraram 57,4 anos para os doentes falecidos [5], e Kheyi et al em Marrocos, que encontraram 60,9 anos [50].

No entanto, estes dados africanos diferem dos dados relativos à Europa, com uma idade média de 75 anos para os doentes que morreram e de 67 anos para os doentes que viviam na Polónia [51], e de 86,4 anos para os doentes que morreram em França [52]. Esta diferença entre os países desenvolvidos e África pode ser explicada por um atraso no diagnóstico e pela dificuldade em prestar cuidados adequados devido à pobreza.

A maioria da nossa população de estudo era do sexo masculino, com um rácio de sexo de 1,7 nos casos e 1,4 nos controlos. Este facto foi constatado em vários estudos [49-51].

Estes resultados confirmam os dados da literatura, que classifica o sexo masculino como fator de mau prognóstico para a insuficiência cardíaca [53,54].

2.6.3 Factores associados à mortalidade

- **Factores sócio-demográficos**

a- idade da insuficiência cardíaca

A duração média global da insuficiência cardíaca foi de 13,6 ± 1,6 meses. A duração média para os **casos foi de 21,3 ± 3,2** meses. Para os controlos, foi **de 9,7 ± 1,3** meses. Mohamed et al, na Argélia, fizeram a mesma observação [4]. Isto está de acordo com a literatura, que considera a insuficiência cardíaca como uma patologia crónica na maioria dos casos.

Na análise bivariada, a duração da insuficiência cardíaca esteve associada à mortalidade (p=0,003 e OR=4,25 a partir de 13 meses).

b- internamento hospitalar

A duração média do internamento hospitalar na nossa população de estudo foi de 10,2 ± 0,5 dias. Os doentes que morreram tiveram uma estadia média de 11,5 ± 1,2 dias. A duração média de internamento dos controlos foi de 9,6 ± 0,5 dias. O nosso resultado é próximo de alguns estudos africanos. A duração média de internamento dos doentes que faleceram foi de 12, 15 e 17 dias, respetivamente, em Marrocos [50], no Gabão [49] e no Congo [55].

➢ **Factores clínicos**

a- Fases da dispneia

Quase todos os doentes que faleceram (92,59%) foram admitidos com dispneia de grau III e IV da NYHA. Mais de metade (70%) dos doentes vivos foram admitidos com dispneia em estádio III da NYHA. Na análise multivariada, a dispneia em estádio III da NYHA foi fortemente associada à mortalidade (p-valor 0,007, OR 2,7).

Os nossos resultados foram semelhantes aos de numerosos estudos, nomeadamente Keita et al, na Guiné Conacri, que encontraram 92% dos doentes nos estádios III e IV [56], Kingue et al, nos Camarões, que encontraram 53% dos doentes nos estádios III e IV, Kheyi et al, em Marrocos, que encontraram 54% dos doentes nos estádios III e IV [50], Mohamed et al, na Argélia, que encontraram 57% dos doentes nos estádios III e IV, e Abraham et al, nos Estados Unidos, que encontraram 44% de dispneia no estádio IV em doentes falecidos [57].

Os estádios III e IV são amplamente encontrados nas nossas regiões, reflectindo o diagnóstico tardio e a gravidade da insuficiência cardíaca. Este facto poderá ser explicado pela pobreza e ignorância, limitando o acesso aos cuidados de saúde por parte das populações mais desfavorecidas.

A disparidade de resultados entre os diferentes estudos pode ser explicada pela natureza subjectiva da dispneia. O estádio da dispneia é um critério de prognóstico frequentemente utilizado, mas infelizmente é muito criticado devido à sua natureza subjectiva [58, 59]. No entanto, continua a ser a referência para categorizar os doentes e determinar as indicações de tratamento.

b- Tensão arterial

A pressão arterial sistólica média na nossa população de estudo foi de 106,6 ± 2,1 mm Hg. Foi de 80 ± 4 mm Hg em pacientes falecidos e 115,4 ± 1,8 mm Hg em pacientes vivos. Em ambas as análises bivariada e multivariada, a queda na PAS foi fortemente associada à mortalidade (p= 0,003, OR 4,38 na análise multivariada).

A pressão arterial diastólica média para todos os doentes foi de 69 ± 1,6 mm Hg. Foi de 54,4 ± 3,2 mm Hg nos pacientes falecidos e 76,4 ± 1,3 mm Hg nos pacientes vivos. Na análise bivariada, a PAD foi associada à mortalidade (p=0,000 e OR= 10,4).

Alguns estudos descobriram que a hipotensão arterial é um fator de mau prognóstico na insuficiência cardíaca. A hipotensão arterial aumentou o risco de morte por um fator de oito (08) numa série do Gabão [49], por um fator de quatro (04) numa série do Uganda [60] e da Argélia [4].

Esses resultados estão de acordo com a literatura, que considera a hipotensão um fator de mau prognóstico, principalmente quando associada a um sinal de baixo débito, contra-indicando as classes medicamentosas essenciais no tratamento da insuficiência cardíaca [61,62].

c- Frequência cardíaca

A frequência cardíaca média na nossa população de estudo foi de 99,8 ± 2 bpm. Foi de 100,2 ± 3,5 bpm em pacientes falecidos e 99,7 ± 2 bpm em pacientes vivos. Na nossa análise, a frequência cardíaca elevada não foi associada à mortalidade.

O nosso resultado contrasta com os dados da literatura, que consideram a frequência cardíaca rápida como um fator de mau prognóstico [25, 63, 64]. Mas, do ponto de vista fisiopatológico, a frequência cardíaca rápida é um dos sinais compensatórios envolvidos na insuficiência cardíaca. Por conseguinte, seria questionável considerá-la como um fator de prognóstico.

- **Factores biológicos**

a- Níveis de creatinina e taxa de filtração glomerular

A creatinina média em todos os pacientes foi de 141,5 ± 9,3 µmol /L. Foi de 195,8 ± 22,5 µmol/L em pacientes falecidos e 114,3 ± 7 µmol/L em pacientes vivos.

A taxa de filtração glomerular (TFG) média global para todos os doentes foi de 70,8 ± 2,7 ml/min. Foi de 56 ± 4,7 ml/min nos doentes falecidos e de 78,2 ± 3 ml/min nos doentes vivos.

A insuficiência renal foi fortemente associada à mortalidade no nosso estudo. A maioria dos estudos também fez a mesma observação. No Gabão, 56,4% dos pacientes que morreram tinham insuficiência renal [49], e nos Camarões, 20% dos pacientes com insuficiência cardíaca tinham insuficiência renal [6]. Estudos polacos observaram que um aumento da creatinina sérica era um fator preditivo de morte intra-hospitalar em doentes hospitalizados por insuficiência cardíaca [51, 65].

Os resultados do nosso estudo estão de acordo com a literatura, que afirma que a existência de insuficiência renal leva a um excesso de morbilidade e mortalidade, especialmente nos idosos, devido a distúrbios hidro-electrolíticos e perturbações da pressão arterial [66].

Metade (55%) dos doentes com insuficiência cardíaca crónica, especialmente a insuficiência cardíaca avançada, tem uma função renal reduzida [67]. Isso piora consideravelmente o prognóstico da insuficiência cardíaca. A mortalidade aumenta proporcionalmente à queda da taxa de filtração glomerular [68].

A insuficiência renal, um fator independente de mortalidade na insuficiência cardíaca, é multifatorial. Pode ser uma complicação precoce da hipertensão em indivíduos negros [69] e pode então estar associada à insuficiência cardíaca. Pode também ser a consequência de um baixo débito renal na insuficiência cardíaca com FEVE comprometida.

b- Nível de hemoglobina

O nível médio de hemoglobina na nossa população de estudo foi de 11,6 ± 0,2 g/dl. Foi de 11,9 ± 0,2 g/dl nos doentes vivos e de 10 ± 0,3 g/dl nos doentes falecidos. Tanto na análise bivariada como na multivariada, a anemia foi associada à mortalidade (p= 0,029 e OR= 3,77 na análise multivariada).

O resultado do nosso estudo é semelhante ao de Bivigou et al, no Gabão, que encontraram um nível médio de hemoglobina na população estudada de 10,7 ± 2 g/dl, 9,9 ± 2,4 g/dl em pacientes falecidos e 11,1 ± 1,7 g/dl em pacientes vivos [49]. Em Marrocos, Kheyi et al relataram que 21% dos pacientes com insuficiência cardíaca tinham anemia [50] e em Uganda Okello et al relataram 18,3% [60].

A existência de anemia é um fator prognóstico grave [70], embora a interação entre a anemia e a insuficiência cardíaca não esteja ainda totalmente esclarecida e seja ainda difícil dizer qual das duas é responsável pelo mau prognóstico da outra [71].

A anemia leva a uma redução da capacidade funcional durante o exercício e é frequentemente considerada como um fator independente de mortalidade [48].

c- Natraemia

A natraemia média na nossa população de estudo foi de 134,5 ± 0,6 mmol/L. Foi de 129 ± 1 mmol/L nos doentes falecidos e de 137 ± 0,5 mmol/L nos doentes vivos.

Em ambas as análises bivariada e multivariada, a hiponatremia foi fortemente associada à mortalidade (p-valor 0,017, OR 2,95 na análise multivariada). Outros estudos confirmaram que a hiponatremia está associada a um risco aumentado de mortalidade, particularmente nos idosos [64,72].

Entre os factores biológicos de prognóstico, os estudos têm confirmado a grande contribuição do BNP na avaliação prognóstica e estratificação de risco dos doentes com insuficiência cardíaca sistólica, qualquer que seja o nível de FEVE. O aumento dos níveis de BNP está associado à mortalidade

[73,74].

- **Factores electrocardiográficos e ecocardiográficos Doppler**

a- Distúrbios de condução

No nosso estudo, o distúrbio de condução foi associado à mortalidade (p= 0,012 e OR= 2,6).

O bloqueio completo do ramo esquerdo não foi associado à mortalidade na insuficiência cardíaca.

A mesma observação foi feita em um estudo gabonês que mostrou que o bloqueio completo do ramo esquerdo isolado não estava associado à mortalidade. Entretanto, a associação de bloqueio completo de ramo e FEVE gravemente comprometida aumentou o risco de mortalidade [49].

b- Fração de ejeção do ventrículo esquerdo (FEVE)

A FEVE média na nossa população de estudo foi de 33 ± 0,4%. Foi de 34 ± 1,3% nos pacientes falecidos e 33 ± 0,8% nos pacientes vivos. Nossa análise mostrou que o comprometimento da fração de ejeção do ventrículo esquerdo não foi associado à mortalidade (p= 0,81).

Numerosos estudos africanos relataram que a insuficiência da FEVE está associada à mortalidade [48,49,60,75].

Além disso, alguns estudos não encontraram relação entre alterações na FEVE e mortalidade na insuficiência cardíaca [51, 76]. Outros estudos concluem que o valor prognóstico da FEVE desaparece abaixo de 30% [77, 78].

Esta disparidade de resultados entre estudos poderá ser explicada pelo facto de a avaliação ecocardiográfica da FEVE ser menos fiável do que outras técnicas, nomeadamente a angiografia ou a FEVE isotópica.

Outros parâmetros como o perfil mitral restritivo e irreversível e a assincronia ventricular têm um valor prognóstico negativo.

c- Diâmetro diastólico final do ventrículo esquerdo (DDFVE)

A média do DDFVE na nossa população de estudo foi de 61,7 ± 0,7 mm. Foi de 62,4 ± 1,5 mm em pacientes falecidos e 61,3 ± 0,7 mm em pacientes vivos. De acordo com nossa análise, a dilatação do ventrículo esquerdo não foi associada à mortalidade (p= 0,57).

Nosso resultado é semelhante ao de Bivigou et al., que encontraram média do DDVE de 62,5 ± 8,7 mm em pacientes falecidos e 59,18 ± 9,6 mm em pacientes vivos [49].

d- Pressão arterial pulmonar sistólica (PSAP)

A PAPS média na população estudada foi de 51,6 ± ImmHg. Foi de 52,5 ± 1,8 mmHg nos pacientes falecidos e de 51,2 ± 1,3 mmHg nos pacientes vivos.

A análise mostrou que a hipertensão pulmonar não estava associada à mortalidade (p= 0,9).

O nosso resultado está de acordo com o de Bivigou et al, que verificaram que a elevação da PAPS não estava associada à mortalidade [49].

No entanto, Abramson et al. encontraram uma ligação entre o aumento da PAPS e a mortalidade [79].

e- La TAPSE

O TAPSE médio na nossa população de estudo foi de 15,1 ± 0,3 mm. Foi de 13,9 ± 0,6 mm em pacientes falecidos e 15,7 ± 0,3 mm em pacientes vivos. A análise levou à conclusão de que o comprometimento da função sistólica do ventrículo direito (FSVD) estava associado à mortalidade (p= 0,02).

Alguns estudos concluíram que a avaliação da função sistólica do ventrículo direito é de maior valor do que a PAPS na avaliação prognóstica [80,81]. Isso se deve ao fato de que o comprometimento da função sistólica do ventrículo direito é o resultado final da lesão ventricular esquerda. Além disso, como o ventrículo direito é a pré-carga para o ventrículo esquerdo, sua lesão levará a um baixo fluxo, o que será muito deletério para a perfusão de órgãos, com lesão multivisceral (cérebro, rins, coração, fígado, etc.), resultando em alto risco de morte.

➢ **Factores terapêuticos**

A prescrição de espironolactona foi benéfica para a sobrevivência em doentes com insuficiência cardíaca (OR= -12)

A utilização de tonicardíacos foi associada à mortalidade (p= 0,000 OR 5,5). É de notar que esta associação não está diretamente relacionada com a prescrição de tonicardíacos, mas sim com o estado de choque, o que significa que os tonicardíacos foram amplamente prescritos. Alakoua et al., em Burkina Faso, relataram 48% de mortes em pacientes em uso de dobutamina [83]. O choque resulta em hipoperfusão visceral, que é responsável pela morte.

➤ **Análise multivariada dos factores associados à mortalidade**

Na análise multivariada utilizando a regressão stepwise, os factores associados à mortalidade na insuficiência cardíaca sistólica foram: dispneia em estádio III, PAS inferior a 90 mm Hg, hiponatremia e anemia.

Tendo em conta os factores associados à mortalidade na insuficiência cardíaca sistólica, verificados por regressão estatística e com excelente especificidade e sensibilidade de acordo com a curva roc (área sob a curva igual a 0,85), propomos um score preditivo de mortalidade intra-hospitalar na insuficiência cardíaca sistólica.

Proposta de um score preditivo de mortalidade intra-hospitalar na insuficiência cardíaca sistólica

Tabela XXIII: Modelo de pontuação preditiva da mortalidade

Artigos	valor de p	Pontos
Hipotensão (PAS inferior a 90 mm Hg)	0,003	**3**
Estágio III da NYHA	0,005	**3**
Hiponatremia	0,017	**2**
Anemia	0,029	**2**
História de insuficiência cardíaca	0,502	**1**
Total		**11 pontos**

A combinação destes factores teria um valor prognóstico negativo na insuficiência cardíaca sistólica.

Seria desejável iniciar um estudo de coorte multicêntrico para validar esta pontuação e poder estratificar em risco baixo, moderado e elevado, sendo que cada modelo deve ser verificado por um método estatístico.

CONCLUSÃO

Sendo a insuficiência cardíaca uma patologia crónica, apesar dos avanços diagnósticos e terapêuticos na sua gestão, constitui um problema de saúde pública devido à sua elevada morbilidade e mortalidade, especialmente em países com recursos limitados. Os resultados do nosso estudo mostraram que os factores associados a uma elevada mortalidade são sociodemográficos (antecedentes de insuficiência cardíaca, duração da insuficiência cardíaca), clínicos (hipotensão arterial, dispneia estádio III) e paraclínicos (insuficiência renal, hiponatremia e anemia). Uma vez identificados os factores de prognóstico adversos, é importante estratificar o risco de mortalidade associado à insuficiência cardíaca sistólica. Esta estratificação permitirá otimizar a gestão da insuficiência cardíaca.

Por conseguinte, é necessário iniciar estudos de coorte multicêntricos para estratificar o risco de mortalidade na insuficiência cardíaca sistólica num contexto de recursos limitados.

SUGESTÕES

No final do nosso estudo, apresentámos sugestões para melhorar o prognóstico dos doentes com insuficiência cardíaca no hospital.

Ao Ministro da Saúde Pública

- ✓ Combater os factores de risco cardiovascular através da prevenção primária.
- ✓ Disponibilização e acesso a medicamentos de emergência
- ✓ doenças cardiovasculares,
- ✓ Disponibilização de ensaios de BNP nos hospitais em
- ✓ referência,
- ✓ Subsidiar os medicamentos cardiovasculares,
- ✓ **Para o Diretor de Cardiologia**
- ✓ Iniciar um estudo de coorte sobre o prognóstico da insuficiência cardíaca para melhor identificar os factores de prognóstico,
- ✓ Criar um registo de insuficiência cardíaca em regime de internamento.

REFERÊNCIAS

1. Hebbar E. Comparação de factores de prognóstico para a insuficiência cardíaca sistólica: impacto da etiologia da doença cardíaca. Universidade de Lillle2; 2014.
2. Stewart S, MacIntyre K, Hole DJ, Capewell S, McMurray JJV. Mais "maligno" do que o cancro? Sobrevivência de cinco anos após uma primeira admissão por insuficiência cardíaca. European Journal of Heart Failure. 2001; 3: 315-22.
3. Ponikowski P, Voors AA, Anker SD, Bueno H, Cleland JGF, Coats AJS, et al. 2016 ESC Guidelines for the diagnosis and treatment of acute and chronic heart failure. European Heart Journal. 2016;37: 2129-200.
4. Mohammed HA. Análise dos preditores de mortalidade a curto e médio prazo na insuficiência cardíaca sistólica crónica. Universidade de Oran 1; 2015.
5. Pio M, Afassinou Y, Pessinaba S, Baragou S, N'djao J, Atta B, et al. Epidemiologia e etiologias da insuficiência cardíaca em Lomé. Jornal Médico Pan-Africano. 2014;18.
6. Kingue S, Dzudie A, Menanga A, Akono M, Ouankou M, Muna W. A new look at adult chronic heart failure in Africa in the era of Doppler echocardiography: experience of the medical department of the Yaoundé General Hospital. Annales de Cardiologie et d'Angéiologie.2005;54:276-83.
7. Adjougoulta A. Aspectos epidemiológicos, clínicos e evolutivos da insuficiência cardíaca no Hospital Geral de Referência Nacional de N'Djamena. Universidade de N'Djamena; 2012.
8. Ouedraogo M. Insuficiência cardíaca: aspectos epidemiológicos, clínicos, paraclínicos, terapêuticos e evolutivos. A propos de 207 cas colligés au CHUYO. Universidade Joseph Ki Zerbo; 2014.
9. Temoua N. Insuficiência cardíaca: aspectos epidemiológicos, clínicos e evolutivos. A propos de 172 cas colligés dans le service de cardiologie du CHU Yalgado Ouedraogo. Universidade Joseph Ki Zerbo; 2006.
10. Juillière YBJ al. Cardiologia e doenças vasculares. In: Masson. França; 2007. p. 663-72.
11. Cohen A. Os fundamentos da patologia cardiovascular. In: Os fundamentos da patologia cardiovascular: Ensino integrado do sistema cardiovascular. Masson. França; 2014. p. 111-45.

12. Membros do comité de redação, Hunt SA, Abraham WT, Chin MH, Feldman AM, Francis GS, et al. ACC/AHA 2005 Guideline Update for the Diagnosis and Management of Chronic Heart Failure in the Adult: A Report of the American College of Cardiology/American Heart Association Task Force on Practice Guidelines (Writing Committee to Update the 2001 Guidelines for the Evaluation and Management of Heart Failure): Desenvolvido em colaboração com o American College of Chest Physicians e a International Society for Heart and Lung Transplantation: Endossado pela Heart Rhythm Society. Circulation. 2005;112(12).
13. Goodlin SJ, Hauptman PJ, Arnold R, Grady K, Hershberger RE, Kutner J, et al. Consensus statement: Palliative and supportive care in advanced heart failure. Journal of Cardiac Failure. 2004; 10: 200–9.
14. Alta Autoridade de Saúde. Insuficiência cardíaca. 2014.
15. Ho KK, Pinsky JL, Kannel WB, Levy D. A epidemiologia da insuficiência cardíaca: o estudo de Framingham. J Am Coll Cardiol.1993; 22: 6A-13A.
16. Cowie M. Hospitalização de doentes com insuficiência cardíaca. Um estudo de base populacional. European Heart Journal. 2002; 23: 877–85.
17. Connolly S. Meta-análise dos ensaios de prevenção secundária com cardioversor desfibrilhador implantável. European Heart Journal. 2000; 21: 2071–8.
18. Redfield MM, Rodeheffer RJ, Jacobsen SJ, Mahoney DW, Bailey KR, Burnett JC. Plasma brain natriuretic peptide concentration: impact of age and gender. Am J Cardiol. 2002; 40: 976–82.
19. Keta A. Insuficiência cardíaca Genebra. 2017.
20. Mosterd A, Hoes AW. Clinical epidemiology of heart failure. Heart. 2007; 93:1137–46.
21. Hunt SA, Abraham WT, Chin MH, Feldman AM, Francis GS, Ganiats TG, et al. 2009 atualização focada incorporada nas Diretrizes ACC/AHA 2005 para o Diagnóstico e Tratamento da Insuficiência Cardíaca em Adultos: Circulation. 2009; 119: 391- 479.
22. Lloyd-Jones D, Adams R, Carnethon M, De Simone G, Ferguson TB, Flegal K, et al. Estatísticas de doenças cardíacas e AVC - atualização de 2009: um relatório do Comité de Estatísticas da Associação Americana do Coração e do

Subcomité de Estatísticas de AVC. Circulation. 2009; 119:480-6.

23. Lee DS, Austin PC, Rouleau JL, Liu PP, Naimark D, Tu JV. Predicting mortality among patients hospitalized for heart failure: derivation and validation of a clinical model (Previsão de mortalidade entre pacientes hospitalizados por insuficiência cardíaca: derivação e validação de um modelo clínico). JAMA. 2003; 290: 2581 -7.
24. Bourassa MG, Gurné O, Bangdiwala SI, Ghali JK, Young JB, Rousseau M, et al. História natural e padrões da prática atual na insuficiência cardíaca. Os Investigadores dos Estudos da Disfunção Ventricular Esquerda (SOLVD). Am J Cardiol. 1993; 22: 14A- 19A.
25. Tribouilloy C, Rusinaru D, Mahjoub H, Tartiere J-M, Kesri-Tartiere L, Godard S, et al. Prognostic impact of diabetes mellitus in patients with heart failure and preserved ejection fraction: a prospective five-year study.Heart. 2008; 94:1450-5.
26. MacIntyre K., Capewell S., Stewart S., Chalmers J.W.T., Boyd J., Finlayson A., et al. Evidence of Improving Prognosis in Heart Failure. Circulation.2000; 102: 1126-31.
27. Likoff MJ, Chandler SL, Kay HR. Determinantes clínicos da mortalidade na insuficiência cardíaca congestiva crónica secundária a cardiomiopatia dilatada idiopática ou a cardiomiopatia isquémica. Am J Cardiol.1987; 59: 634-8.
28. Goldberg RJ, Ciampa J, Lessard D, Meyer TE, Spencer FA. Long-term survival after heart failure: a contemporary population-based perspective (Sobrevivência a longo prazo após insuficiência cardíaca: uma perspetiva contemporânea de base populacional). Arch Intern Med. 2007; 167: 490-6.
29. O Modelo de Insuficiência Cardíaca de Seattle: previsão de sobrevivência na insuficiência cardíaca. - PubMed - NCBI. 2019.
30. Hillege HL, Girbes AR, de Kam PJ, Boomsma F, de Zeeuw D, Charlesworth A, et al. Renal function, neurohormonal activation, and survival in patients with chronic heart failure. Circulation. 2000; 102: 203-10.
31. Gomes JA, Mehta D, Ip J, Winters SL, Camunas J, Ergin A, et al. Preditores de sobrevivência a longo prazo em pacientes com arritmias ventriculares malignas. Am J Cardiol.1997; 79: 1054-60.
32. Stein GY, Kremer A, Shochat T, Bental T, Korenfeld R, Abramson E, et al. A

diversidade da insuficiência cardíaca numa população hospitalizada: o papel da idade. J Card Fail. 2012; 18: 645–53.

33. Nagueh SF, Smiseth OA, Appleton CP, Byrd BF, Dokainish H, Edvardsen T, et al. Recomendações para a Avaliação da Função Diastólica do Ventrículo Esquerdo por Ecocardiografia: Uma Atualização da Sociedade Americana de Ecocardiografia e da Associação Europeia de Imagem Cardiovascular. Journal of the American Society of Echocardiography. 2016; 29: 277–314.
34. O Grupo de Estudo do Ensaio de Consenso*. Effects of Enalapril on Mortality in Severe Congestive Heart Failure (Efeitos do Enalapril na Mortalidade da Insuficiência Cardíaca Congestiva Grave). New England Journal of Medicine. 1987; 316: 1429–35.
35. Garg R, Yusuf S. Overview of randomized trials of angiotensin-converting enzyme inhibitors on mortality and morbidity in patients with heart failure (Visão geral dos ensaios aleatórios de inibidores da enzima de conversão da angiotensina sobre a mortalidade e a morbilidade em doentes com insuficiência cardíaca). Collaborative Group on ACE Inhibitor Trials. JAMA.1995; 273: 1450–6.
36. Granger CB, McMurray JJ, Yusuf S, Held P, Michelson EL, Olofsson B, et al. Effects of candesartan in patients with chronic heart failure and reduced left-ventricular systolic function intolerant to angiotensin-converting-enzyme inhibitors: the CHARM-Alternative trial.
37. O Estudo de Insuficiência Cardíaca com Bisoprolol II (CIBIS-II): um ensaio aleatório. The Lancet. 1999; 353: 9–13.
38. Efeito do metoprolol CR/XL na insuficiência cardíaca crónica: Metoprolol CR/XL Randomised Intervention Trial in Congestive Heart Failure (MERIT-HF). Lancet.1999; 353: 2001–7.
39. Pitt B, Zannad F, Remme WJ, Cody R, Castaigne A, Perez A, et al. The Effect of Spironolactone on Morbidity and Mortality in Patients with Severe Heart Failure. New England Journal of Medicine. 1999; 341: 709–17.
40. Swedberg K, Komajda M, Bohm M, Borer JS, Ford I, Dubost-Brama A, et al. Ivabradine and outcomes in chronic heart failure (SHIFT): a randomised placebo- controlled study. The Lancet. 2010; 376: 875–85.

41. The Effect of Digoxin on Mortality and Morbidity in Patients with Heart Failure (O Efeito da Digoxina na Mortalidade e Morbilidade em Pacientes com Insuficiência Cardíaca). New England Journal of Medicine.1997; 336: 525-33.
42. King JB, Bress AP, Reese AD, Munger MA. Inibição da Neprilisina na Insuficiência Cardíaca com Fração de Ejeção Reduzida: Uma Revisão Clínica. Farmacoterapia: O Jornal de Farmacologia Humana e Terapia Medicamentosa. 2015; 35: 823-37.
43. Taylor AL, Ziesche S, Yancy C, Carson P, D'Agostino R, Ferdinand K, et al. Combinação de Dinitrato de Isossorbida e Hidralazina em Negros com Insuficiência Cardíaca. New England Journal of Medicine. 2004; 351: 2049-57.
44. Abraham WT, Fisher WG, Smith AL, Delurgio DB, Leon AR, Loh E, et al. Cardiac Resynchronization in Chronic Heart Failure. New England Journal of Medicine. 2002; 346: 1845-53.
45. Cleland JGF, Daubert J-C, Erdmann E, Freemantle N, Gras D, Kappenberger L, et al. The Effect of Cardiac Resynchronization on Morbidity and Mortality in Heart Failure. New England Journal of Medicine. 2005; 352: 1539-49.
46. Hosenpud JD, Bennett LE, Keck BM, Boucek MM, Novick RJ. The Registry of the International Society for Heart and Lung Transplantation: seventeenth official report-2000. J Heart Lung Transplant. 2000; 19: 909-31.
47. Hung MJ, Cherng WJ, Kuo LT, Wang CH. Efeito do verapamil em pacientes idosos com disfunção diastólica do ventrículo esquerdo como causa de insuficiência cardíaca congestiva. Int J Clin Pract. 2002; 56: 57-62.
48. Makubi A, Hage C, Lwakatare J, Kisenge P, Makani J, Rydén L, et al. Etiologia contemporânea, caraterísticas clínicas e prognóstico de adultos com insuficiência cardíaca observados num hospital terciário na Tanzânia: o estudo prospetivo Tanzania Heart Failure (TaHeF). Heart. 2014; 100: 1235-41.
49. Bivigou EA, Allognon MC, Ndoume F, Mipinda JB, Nzengue EE. Letalidade da insuficiência cardíaca no Centre Hospitalier Universitaire de Libreville (CHUL) e factores associados. Revista Médica Pan-Africana. 2018;31.
50. Kheyi J, Benelmakki A, Bouzelmat H, Chaib A. Epidemiologia e gestão da insuficiência cardíaca num centro marroquino. Revista Médica Pan-Africana. 2016 ;24.
51. Ostrowska M, Ostrowski A, Luczak M, Jaguszewski M, Adamski P, Bellwon J,

et al. Parâmetros laboratoriais básicos como preditores de morte intra-hospitalar em doentes com insuficiência cardíaca aguda descompensada: dados de uma grande coorte de um único centro. Kardiologia Polska. 2016;157-63.

52. Amélie G. Mortalidade por insuficiência cardíaca em França, evoluções 20002010. [e]386 éd. Nice 2014;21 -2.
53. JuillièreY, BerderV, Brembilla-Perrot B, Selton-Suty C. Response to drug treatments for heart failure according to sex. Arch Mal Coeur 2004;97: 1216-20.
54. Ghali JK, Krause-Steinrauf HJ, Adams KF, et al. Gender differences in advanced heart failure: insights from the BEST study. J Am Coll Cardiol 2003;42: 2128-34.
55. Ikama MS. Insuffisance cardiaque chez le sujet agé à Brazaville: aspects cliniques, étiologiques et évolutifs. [e]68 éd. 2008;257-60.
56. Keita M, Boitrin TI, Dombouya N, Touré BM,Agbo-Panzo D, Magassouba, DF, et al. L'insuffisance cardiaque d'origine hypertensive étude multicentrique comparative et pronostic à partir de 73 cas à Conakry. Guinée Médicale 2002; 35:313.
57. Abraham WT, Fonarow GC, Albert NM, Stough WG, Gheorghiade M, Greenberg BH, et al. Predictors of In-Hospital Mortality in Patients Hospitalized for Heart Failure. Journal of the American College of Cardiology. 2008; 52: 347-56.
58. Madsen BK, Hansen JF, Stockholm KH, et al. Insuficiência cardíaca congestiva crónica. Descrição e sobrevivência de 190 doentes consecutivos com um diagnóstico de insuficiência cardíaca congestiva crónica com base em sinais e sintomas clínicos. Eur Heart J 1994;15: 303-10.
59. Keogh AM, Baron DW, Hickie JB. Guias de prognóstico em doentes com cardiomiopatia dilatada idiopática ou isquémica avaliados para transplante cardíaco. Am J Cardiol 1990;65: 903-8.
60. Okello S, Rogers O, Byamugisha A, Rwebembera J, Buda AJ. Caraterísticas das hospitalizações por insuficiência cardíaca aguda numa enfermaria de medicina geral no sudoeste do Uganda. Jornal Internacional de Cardiologia. 2014; 176: 1233-4.

61. Anguita M, Arizon JM, Bueno G, et al. Preditores clínicos e hemodinâmicos de sobrevivência em doentes com idade < 65 anos com insuficiência cardíaca congestiva grave secundária a cardiomiopatia isquémica ou não isquémica. Am J Cardiol 1993;72: 413-7.
62. Campana C, Gavazzi A, Berzuini C, et al. Preditores de prognóstico em pacientes que aguardam transplante cardíaco. J Heart Lung Transpl 1993;12: 756-65.
63. Nul DR, Doval HC, Grancelli HO, et al,Investigadores GESICA-GEMA. A frequência cardíaca é um marcador de redução da mortalidade por amiodarona na insuficiência cardíaca grave. J Am Coll Cardiol 1997;29: 1199-205.
64. Aaronson KD, Schawartz JS, Chen TM, Wong KL, Goin JE, Mancini, DM. Desenvolvimento e validação prospetiva de um índice clínico para prever a sobrevivência em pacientes ambulatoriais encaminhados para avaliação de transplante cardíaco. Circulation 1997;95: 2660-7.
65. Biegus J, Zymlinski R, Szachniewicz J et al. Caraterísticas clínicas e preditores de mortalidade intra-hospitalar em 270 doentes consecutivos hospitalizados devido a insuficiência cardíaca aguda num único centro de cardiologia durante um ano. Kardiol Pol. 2011; 69(10): 997-1005.
66. Zannad F, Briançon S, Juillière Y, et al. Incidência, caraterísticas clínicas e etiológicas e resultados da insuficiência cardíaca crónica avançada: o estudo EPICAL. J Am Coll Cardiol 1999; 33: 734-42.
67. McDonagh TA, Gardner RS, Clark AL,, Darcie HJ, eds. Oxford Textbook of Heart Failure Oxford , Oxford University Press, 2011: 281 - 381.
68. Go AS, Chertow GM, Fand Mc Culloch CE, Hsu C. Chronic kidney disease and the risks of death, cardiovascular events and hospitalization . N Engl J Med 2004; 351: 1296 - 3051 7.
69. Amah G, Lévy B I. Particularidades da hipertensão nos negros africanos. STV. 2007; 19(10): 519-525.
70. Ezekowitz JA, McAlister FA, Armstrong PW. A anemia é comum na insuficiência cardíaca e está associada a maus resultados. Insights de uma coorte de 12065 pacientes com insuficiência cardíaca de início recente. Circulation 2003;107: 223-5.
71. Kalra PR, Collier T, Cowie MR, et al. Haemoglobin concentration and prognosis in new cases of heart failure (Concentração de hemoglobina e prognóstico em

novos casos de insuficiência cardíaca). Lancet 2003;362: 211-2.

72. Dargie HJ, Cleland JGF, Leckie BJ, et al. Relação entre arritmias e anomalias electrolíticas e a sobrevivência em doentes com insuficiência cardíaca crónica grave. Circulation 1987;75:98-107.

73. De Groote P, Dagorn J, Soudan B,Lamblin N, et al. O péptido natriurético de tipo B e o consumo de oxigénio no pico do exercício fornecem informações independentes para a estratificação do risco em doentes com insuficiência cardíaca congestiva estável. J Am Coll Cardiol 2004; 43: 1584-9.

74. Takeishi Y. Biomarcadores na insuficiência cardíaca. Int Heart J 2014; 55:474-81.

75. Karaye KM, Sani MU. Factores associados a um mau prognóstico entre os doentes admitidos com insuficiência cardíaca num centro médico terciário nigeriano: um estudo transversal. BMC Cardiovascular Disorders. 2008;8(1).

76. Juilliere Y. Estratificação do risco na insuficiência cardíaca crónica. Annales de Cardiologie et d'Angéiologie. 2005;54(4):172–8.

77. Stevenson LW, Couper G, Natterson B, et al. Target heart failure populations for newer therapies. Circulation 1995;92(suppl):II74- II81.

78. Juillière Y, Danchin N, Briançon S, et al. Dilated cardiomyopathy: long-term follow-up and predictors of survival. Int J Cardiol 1988;21: 269-77.

79. Abramson SV, Burke JF, Kelly JJ. A hipertensão pulmonar prediz a mortalidade e a morbilidade em doentes com cardiomiopatia dilatada. Ann Intern Med 1992; 116: 888-95.

80. JuillièreY, Barbier G, Feldman L, et al. Valor preditivo adicional das fracções de ejeção do ventrículo esquerdo e direito na sobrevivência a longo prazo na cardiomiopatia dilatada idiopática. Eur Heart J 1997;18: 276-80.

81. Di Salvo TG, Mathier M, Semigran MJ, et al. A fração de ejeção do ventrículo direito preservada prevê a capacidade de exercício e a sobrevivência na insuficiência cardíaca avançada. J Am Coll Cardiol 1995;25: 1143-53.

82. De Groote P, Millaire A, Foucher-Hossein C, et al. A fração de ejeção do ventrículo direito é um preditor independente de sobrevivência em doentes com insuficiência cardíaca moderada. J Am Coll Cardiol 1998;32: 948-54.

83. Alakoua N: Utilização de aminas vasopressoras no serviço de cardiologia do CHU Yalgado Ouedraogo. Universidade Joseph Ki Zerbo. 2014.

APÊNDICES

FICHE DE COLLECTE - CAS

Fiche n°............

Identité du patient décédé

Dossier clinique n°.......... Date du décès: /_____/_____/_________/

Age :........... Sexe : F /___/ M/___/. Profession :............

Niveau de vie : élevé /__/, Moyen /__/ Faible/__/

Antécédent d'insuffisance cardiaque : Oui /__/ durée (en mois) : /____/, Non /__/.

Durée d'hospitalisation (en jours) :............ jours

Données cliniques

Les facteurs de risque cardiovasculaires : Oui/__/ : Age (en années) /___/ HTA/__/ Diabète/__/ Tabac /___/ Dyslipidémie /__/ Obésité/__/ Alcool /__/ Autres :............Non /__/

Comorbidités : Oui/__/. Insuffisance rénale /__/, Pneumopathies /___/, Anémie /___/ Autres :................ Non /__/

Stade de dyspnée selon la NYHA : stade I /__/ stade II /__/, stade III /__/, stade IV /__/

Toux : Oui /__/, Non /__/, Palpitations : Oui/__/, Non /__/. Douleur thoracique : Oui /__/.

Non /___/ Autres ....

La pression artérielle : PAS (en mm Hg) : /______/. PAD (en mm Hg) /____/

La fréquence cardiaque: /____/ BPM

Galop : Oui /__ / : Gauche /__/, Droit /__/, Gauche et Droit /__/. Non /__/

Signes d'ICD : Oui/__/ Non/__/

Etiologie de l'IC : HTA /__/, Ischémique /__/, valvulaire /__/, Toxique /__/, CMPP /__/

Autres :..

Données paracliniques

1- Biologie :

Groupe sanguin rhésus : A /__/, B /__/, O /__/, AB /__/.

Glycémie (en mmol/L) : /____/

Créatinine (en mmol/l) /_____/ DFG (ml/mn) /_____/

Urée (en mmol/l) /_____/

Taux d'Hémoglobine (en g/dl) /______/

Natrémie (en mmol/L) /_____/

Kaliémie (en mmol/l) /_____/

2- Electrocardiogramme

Fréquence cardiaque : /____/ CPM

TDR : Oui /__/. Non /__/

TDC : Oui /__/. Non /__/

3-Echocardiographie Doppler

a- Fonction ventriculaire gauche

DTDVG (en mm) : /_____/,

DTSVG (en mm) : /_____/

VTSVG : (en ml/m2) /_____/,

VTDVG (en ml/ m2) /_____/,

SIV (en mm) : /_____/,

PP (en mm) : /_____/,

FR (en %) : /_____/,

FE (en %) : /______/,

Trouble de la cinétique segmentaire : Oui: /__/. Non /__/.

Hypokinésie globale : Oui /___/. Non /___/

Thrombus intra cavitaire : Oui /__/ Non /__/.

Contraste spontané intra cavitaire : Oui /__/, Non /__/

Diamètre OG (en mm) : /_____/,

Surface OG (en mm2) : /______/,

IM : Oui /__/: grade I /__/, grade II /__/, grade III /__/, grade IV /__/. Non /__/

Pressions de remplissage VG : E/A : /____/

b- Fonction VD

Diamètre VD (en mm) : /_____/

TAPSE (en mm) : /____/,

Surface OD (en mm2) : /_____/,

VCI dilatée : Oui /__/ Non /__/

PAPS (en mmH) : /_____/.

3- Traitement en hospitalisation :

a- Médicamenteux :

Diurétiques de l'anse : Oui /__/. Non /___/

Anti-aldostérone : Oui/__/. Non /___/

Béta bloquants Oui /__/. Non /___/

IEC : Oui /__/. Non /___/

ARAII : Oui /__/. Non /___/

Vasodilatateurs Oui /__/. Non /___/

Antiagrégant plaquettaire Oui /__/. Non /___/

anti-VitK : Oui /__/. Non /___/

Tonicardiaques Oui /__/. Non /___/

Statine : Oui/__/. Non /___/

Amiodarone Oui/__/. Non /___/

Trimetazidine Oui/__/. Non /___/

Autres..

Non médicamenteux

Choc électrique externe : Oui /__/, Non /__/

Pace Maker : Oui /__/, Non /__/

Causes probables de décés

TDR: Oui /__ / Non/__/,

TDC : Oui /__/ Non /__/

Choc cardiogénique : Oui /__/, Non /__/.

Autres :............................

Non précisé : /__/

FICHE DE COLLECTE - TEMOIN

Fiche n°…………

Identité du patient sortie vivant

Dossier clinique n°………. Date d'hospitalisation : /____/_____/_________/

Age :……….. Sexe : F /___/ M/___/. Profession :…………

Niveau de vie : élevé /__/, Moyen /__/ Faible/__/

Antécédent d'insuffisance cardiaque : Oui /__/ durée (en mois) : /____/,Non /__/.

Durée d'hospitalisation (en jours) :………… jours.

Données cliniques

Les facteurs de risque cardiovasculaires : Oui /__/ : Age (en années) /___/ HTA /__/

Diabète /__/ Tabac /___/ Dyslipidémie /__/ Obésité/ __/ Alcool /__/ Autres :…………..Non/__/

Comorbidités : Oui/__/. Insuffisance rénale/__/, Pneumopathies /___/, Anémie /___/ Autres :……………. Non /__/

Stade de dyspnée selon la NYHA : stade I /__/ stade II/__/, stade III /__/, stade IV /__/

Toux : Oui /__/, Non/__/, Palpitations : Oui/__/, Non /__/. Douleur thoracique : Oui /__/. Non/___/ Autres …………..

La pression artérielle : PAS (en mm Hg) : /______/. PAD (en mmHg) /____/

La fréquence cardiaque: /____/ BPM

Galop : Oui /__ / : Gauche /__/, Droit /__/, Gauche et Droit /__/. Non /__/

Signes d'ICD : Oui /__/ Non /__/

Etiologie de l'IC : HTA /__/, Ischémique /__/, valvulaire /__/, Toxique /__/, CMPP /__/

Autres :………………………………………………………

Données paracliniques

1- Biologie :

Groupe sanguin rhésus : A /__/, B /__/, O /__/, AB /__/

Glycémie (en mmol/L) : /________/

Créatinine (en mmol/l) /________/ DFG (ml/mn) /______/

Urée (en mmol/l) /________/

Taux d'Hémoglobine (en g/dl) /________/

Natrémie (en mmol/L) /________/

Kaliémie (en mmol/l) /________/

2- Electrocardiogramme

Fréquence cardiaque : /______/ CPM

TDR : Oui /__/. Non /__/

TDC : Oui /__/. Non /__/

3- Echocardiographie Doppler

a- Fonction ventriculaire gauche

DTDVG (en mm) : /_______/,

DTSVG (en mm) : /_______/

VTSVG : (en ml/m2) /_______/,

VTDVG (en ml/ m2) /_______/,

SIV (en mm) : /_______/,

PP (en mm) : /_______/,

FR (en %) : /_______/,

FE (en %) : /________/,

Trouble de la cinétique segmentaire : Oui: /__/. Non /__/.

Hypokinésie globale : Oui /___/. Non /___/

Thrombus intra cavitaire : Oui /__/ Non /__/.

Contraste spontané intra cavitaire : Oui /__/, Non /__/

Diamètre OG (en mm) : /_______/,

Surface OG (en mm2) : /________/,

IM : Oui /__/: grade I /__/, grade II /__/, grade III /__/, grade IV /__/. Non /__/

Pressions de remplissage VG : E/A : /____/

b- Fonction ventriculaire droite

Diamètre VD (en mm) : /______/

TAPSE (en mm) : /_____/,

Surface OD (en mm2) : /______/,

VCI dilatée : Oui /__/ Non /__/

PAPS (en mm Hg) : /_____ /,

4- Traitement en hospitalisation :

a- Médicamenteux :

Diurétiques de l'anse : Oui /__/. Non /___/

Anti-aldostérone : Oui /__/. Non /___/

Béta bloquants Oui /__/. Non /___/

IEC : Oui /__/. Non /___/

ARAII : Oui /__/. Non /___/

Vasodilatateurs Oui /__/. Non /___/

Antiagrégant plaquettaire Oui /__/. Non /___/

Anti-VitK : Oui /__/. Non /___/

Tonicardiaques Oui /__/. Non /___/

Statine : Oui /__/. Non /___/

Amiodarone Oui /__/. Non /___/

Trimetazidine Oui /__/. Non /___/

Autres...

b- Non médicamenteux

Choc électrique externe : Oui /__/, Non /__/

Pace Maker : Oui /__/, Non /__/

5- Traitement de sortie

Diurétiques de l'anse : Oui /__/. Non /___/

Anti-aldostérone : Oui /__/. Non /___/

Béta bloquants Oui /__/. Non /___/

IEC : Oui /__/. Non /___/

ARAII : Oui /__/. Non /___/

Vasodilatateurs Oui /__/. Non /___/

Antiagrégant plaquettaire Oui /__/. Non /___/

anti-VitK : Oui /__/. Non /___/

Tonicardiaques Oui /__/. Non /___/

Statine : Oui /__/. Non /___/

Amiodarone Oui /__/. Non /___/

Trimetazidine Oui /__/. Non /___/

Autres...

RESUMO *:*

Título: ***Estratificação do prognóstico na insuficiência cardíaca com fração de ejeção reduzida em negros africanos***

Introdução: A insuficiência cardíaca é uma doença grave com uma elevada taxa de mortalidade. O objetivo deste estudo foi identificar fatores prognósticos na insuficiência cardíaca. ***Método***: Estudo caso-controlo realizado num período de 24 meses (janeiro de 2017 a dezembro de 2018). Os casos foram doentes internados por insuficiência cardíaca com fração de ejeção reduzida que faleceram durante o internamento e os controlos foram doentes internados por insuficiência cardíaca com fração de ejeção reduzida que tiveram alta com vida. ***Resultados***: A história pessoal de insuficiência cardíaca foi mais comum nos casos (72%) do que nos controlos (59%) ($p<0,001$ e OR=3,78). O tempo médio de internamento hospitalar na nossa população de estudo foi de 10,2 ± 0,5 dias. Quase todos os casos (92,59%) foram admitidos com dispneia nos estádios III e IV da NYHA (p= 0,004, OR= 2,8). A pressão arterial sistólica média global foi de 106,6 ± 2,1 mmHg (80 mmHg ± 4,4 nos casos e 115,4 mmHg ± 1,8 nos controlos, p=0,000 OR= 4,6). A taxa de filtração glomerular média global foi de 70,8 ± 2,7 ml/min (56 ± 4,7 ml/min nos casos e 78,2 ± 3 ml/min nos controlos, p=0,001 OR= 4,6). A natraemia média foi de 134,5 ± 0,6 mmol/L (129 ± 1 mmol/L nos casos e 137 ± 0,5 mmol/L nos controlos). A hiponatremia foi fortemente associada à mortalidade (p=0,000, OR=5,5). A média de APSE foi de 15,1 ± 0,3 mm (13,9 ± 0,6 mm nos casos e 15,7 ± 0,3 mm nos controlos, p= 0,02; 2,28).***Conclusão***: Este estudo permitiu-nos identificar os factores associados à mortalidade na insuficiência cardíaca sistólica. Propusemos um score preditivo para esta mortalidade.

Palavras chave: mortalidade, insuficiência cardíaca, prognóstico,

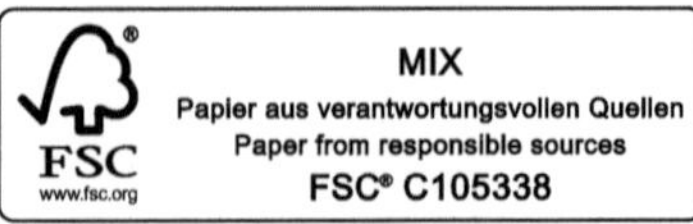

Printed by Books on Demand GmbH, Norderstedt / Germany